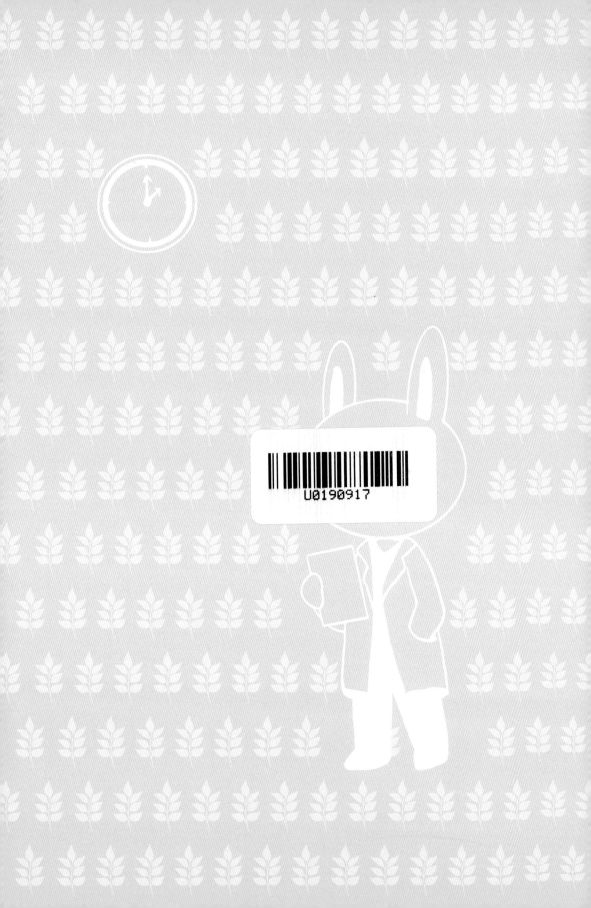

抗癌日常
康复有方

主　审　吴永忠

主　编　张　维　程风敏

副主编　熊志翔　王璐璐　安　宁　李太杰

　　　　　刘君亮　欧梦雨　刘春燕

插　图　布志国　邱　麟　曾心悦

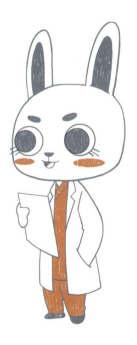

重庆大学出版社

图书在版编目（ＣＩＰ）数据

抗癌日常　康复有方 / 张维，程风敏主编 . -- 重庆：
重庆大学出版社，2024.2（2024.12 重印）

ISBN 978-7-5689-4305-5

Ⅰ.①抗… Ⅱ.①张…②程… Ⅲ.①癌—诊疗

Ⅳ.① R73

中国国家版本馆 CIP 数据核字（2024）第 003698 号

抗癌日常　康复有方
KANG'AI RICHANG KANGFU YOUFANG

主　编　张　维　程风敏

策划编辑：胡　斌　张羽欣
责任编辑：胡　斌　　装帧设计：原豆文化
责任校对：王　倩　　责任印制：张　策

重庆大学出版社出版发行
出版人：陈晓阳
社　　址：重庆市沙坪坝区大学城西路21号
邮　　编：401331
电　　话：（023）88617190　88617185（中小学）
传　　真：（023）88617186　88617166
网　　址：http://www.cqup.com.cn
邮　　箱：fxk@cqup.com.cn（营销中心）
全国新华书店经销
印刷：重庆正文印务有限公司

开本：720mm×1020mm　1/16　印张：17　字数：214千
2024年2月第1版　2024年12月第2次印刷
ISBN 978-7-5689-4305-5　定价：45.00 元

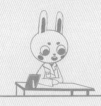

编委会

近年来，随着发病率的持续上升，恶性肿瘤已成为严重威胁我国居民健康的重大公共卫生问题。党中央、国务院一直高度重视癌症防治工作。习近平总书记在 2016 年全国卫生与健康大会上提出，对慢性病，要以癌症、高血压、糖尿病为突破口，加强综合防控，强化早期筛查和早期发现，推进早诊早治工作，推进疾病治疗向健康管理转变。2019 年 6 月，国务院印发《国务院关于实施健康中国行动的意见》提出，到 2030 年我国总体癌症 5 年生存率不低于 46.6%。2023 年 10 月国家卫生健康委等 13 个部门联合制定并印发《健康中国行动——癌症防治行动实施方案（2023—2030 年）》提出，到 2030 年，癌症防治核心知识知晓率达到 80% 以上。长期实践表明，肿瘤防治需要全周期管理，其中肿瘤康复是不可或缺的重要环节，更是肿瘤患者提高生存质量的重要手段。

肿瘤康复是针对肿瘤患者的身心功能障碍，利用先进、系统的综合治疗和康复手段，促进患者机体功能的恢复，提高生活质量和自理能力，使其最大限度地回归社会的一种综合治疗方法。肿瘤患者结束一个治疗周期后，往往需要一段较长的身体和心理恢复时期，期间不仅需要医护人员的科学指导，也需要患者的积极配合和家庭的支持，以达到康复的目的，因此康复不仅是一次治疗的结束，更是对病情的长期把控，是治疗的延续。但具体实践中，大家对肿瘤康复重视程度仍显不足，不少肿瘤患者无法及时获取相关信息，而网络上的指导建议往往存在片面性，甚至是错误的。

《抗癌日常 康复有方》由重庆大学附属肿瘤医院科学传播专家团队集体创作，从患者角度设计篇章，于临床一线征集问题，聚焦肿瘤患者可能遇到的各类康复问题，既包括放化疗后副反应、癌症管理、营养支持、社会心理等通用康复建议，也详细罗列了 16 种常见肿瘤的专科康复指导建议，并参考国内外最新肿瘤康复研究和指南，以及大量临床实践和经验，通过详细的案例分析和实用的康复方案，利用通俗易懂的表述，搭配生动形象的插图，将复杂的知识点解析得浅显易懂，让读者可以轻松、快速地掌握肿瘤康复知识。本书不仅适用于广大肿瘤患者及其家属，也适用于众多基层医务工作者，为普及肿瘤康复知识、提高对肿瘤康复的认知和重视程度，必将起到积极的推动和促进作用。

时代在发展，医学在进步，癌症不再被定义为"绝症"。伴随着预防、筛查、诊断、治疗、康复全链条的日益完善，我们相信肿瘤患者能够愉快地享受幸福生活。本书质量上乘、实用性强，是肿瘤防治科普读物难得佳作，我真诚地向广大读者推荐此书。

中国工程院院士

2023 年 11 月

恶性肿瘤具有人群基数大、社会关注度高、网络谣言多等特征，严重影响人们健康，并易引发因病致贫、因病返贫等社会问题。党中央、国务院高度重视癌症防治工作，将降低癌症死亡率和提高 5 年生存率纳入《"健康中国 2030"规划纲要》，明确提出实施癌症防治行动；国家卫生健康委员会等 10 个部门也联合印发癌症防治实施方案，积极落实综合防治措施。

广大群众"谈癌色变""癌症即绝症"的错误观念根深蒂固，对于恶性肿瘤发病机制、预防措施、护理康复等知识关心有余但了解不足。互联网上关于恶性肿瘤防治的各种网络谣言甚嚣尘上，严重干扰和误导人民群众的正常生活。

随着医学科学技术的发展，癌症已经成为可防可治的慢性病。癌症防治需要全社会参与，全周期管理，对于癌症患者而言，学习掌握科学康复方法至关重要。康复治疗是癌症防治重要的环节，旨在通过积极调整身体免疫力，保持良好心理状态，提升患者生活质量。

《抗癌日常 康复有方》一书以解决癌症患者康复期间的实际问题为出发点，以简驭繁，深入浅出，推广科学康复理念；针对网络上常见的癌症谣言，专家进行辟谣，以正本清源。本书创新设计了"小 O 社工"主体形象，采用幽默风趣的配图设计，呈现出主动热情贴近读者的姿态，传递医学温度，拉近读者距离，对肿瘤患者的科学康复具有较强的指导意义。

2023 年 11 月

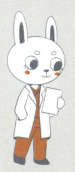

上 篇
肿瘤康复通用建议

目录

003

Chapter 1

第一章
放化疗相关问题

044

Chapter 4

第四章
饮食相关问题

058

Chapter 5

第五章
运动相关问题

064

Chapter 6

第六章

睡眠相关问题

069

Chapter 7

第七章

心理和社会相关问题

下篇

常见肿瘤康复建议

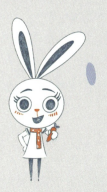

抗癌日常　康复有方

150

Chapter 15

第十五章
甲状腺癌相关问题

抗癌日常　康复有方

207

Chapter 20

第二十章
膀胱癌相关问题

216

Chapter 21

第二十一章
恶性淋巴瘤相关问题

225

第二十二章
神经系统肿瘤相关问题

Chapter 22

237

第二十三章
骨肉瘤相关问题

Chapter 23

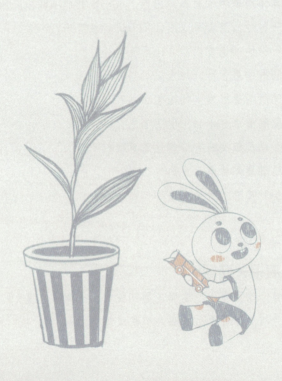

抗癌日常　康复有方

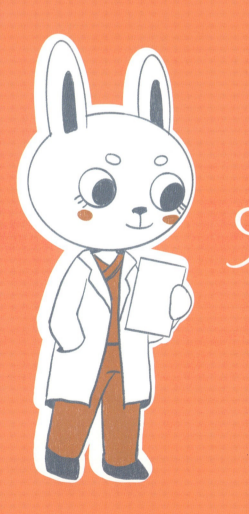

General
Recommendations
for
Cancer
Rehabilitation

上篇∵

肿瘤康复通用建议

●肿瘤康复通用建议●----------------

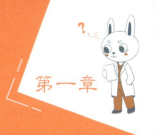

第一章

放化疗相关问题

手术、放疗、化疗，被称为恶性肿瘤治疗的"三驾马车"，为患者治疗、康复等作出了巨大贡献。不过，因为放化疗的一些副作用，以及患者及家属认识的局限性，放化疗常被视作"洪水猛兽"。肿瘤放化疗其实没有那么恐怖，积极合理且规范的放化疗可以延长肿瘤患者的生存期，显著提高生活质量。那么，肿瘤患者在进行放化疗以后，可能会出现哪些症状？应该如何做好康复管理？

1. 化疗真是"杀敌一千自损八百"吗？

化疗是化学药物治疗的简称，通过使用化学治疗药物杀灭肿瘤细胞达到治疗目的，是一种全身治疗的手段。化疗药物是细胞毒性药物，因此它可能会对人体造成一定伤害，产生副作用。化疗最有可能损害和肿瘤组织一样更新换代速度非常快的组织，例如毛囊、胃肠道黏膜、骨髓等。

化疗是否真的像传言那样"杀敌一千自损八百"呢？其实这种观点有夸大的成分。化疗走到今天有七十多年历史，它的副作用已经明显降低，绝大部分患者都可以承受。化疗副作用通常出现在化疗后的一周，随后可逐渐缓解。对常见的副作用，医生通常会采取相应措施，提前预防呕吐、骨髓抑制及过敏等，也可根据患者化疗后的反应情况调整药物剂量及方案。

为了减少副作用，患者在化疗前后需注意以下几点：

①注意饮食、营养全面均衡，保持良好心态；

②适当运动、充分休息；

③需要长期化疗的患者建议采用中心静脉置管或静脉港植入；

④化疗后定期复查血常规、肝肾功能，及早发现异常，及时处理；

⑤如有其他不适，需及时就诊或咨询主管医生。

2. 放疗后身体带有辐射吗？

很多肿瘤患者在放疗完成回家后不敢抱孩子，不敢接触家人，觉得身上还有辐射，会影响家人身体健康。其实，这种观点是不全面的。

肿瘤放疗分为外照射和内照射。

外照射是指肿瘤患者接受外部放疗机器的照射。放疗设备发出的高能射线对肿瘤组织进行直接和间接杀伤，患者接受的辐射是瞬间产生、瞬间作用、瞬间消失的，患者不会变成放射源。当外照射停止后，治疗用的射线也就会随之消失，患者身体不会携带或残留辐射，所以不会对周围人群的健康产生不良影响。

内照射是指把放射性物质植入到肿瘤患者体内，最常见的是后装治疗和放射性粒子植入治疗。后装治疗是把放射性物体放置在患者体内进行 5 ~ 30 分钟不等的照射，当拿出放射源后，患者体内不会带有放射线。需要注意的是放射性粒子植入治疗，由于植入后会在患者体内放置一段时间，此时，身体会发出低剂量的辐射，且不断衰减，处于安全可控的范围内。因此，采用放射性粒子植入治疗的患者，在放射性衰减期间，建议远离儿童、孕妇等特殊人群，与周围人群保持一米左右的距离。

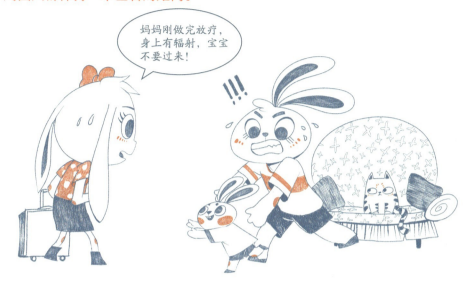

3. 化疗后出现大面积脱发怎么办?

脱发是很多化疗药物常见的不良反应，可能会影响患者的形象、心理状态、人际交往及生活质量。化疗药物可诱导毛囊细胞凋亡，使生长期毛囊提前进入退行期，从而引起脱发。尤其是人体的头发处于高增殖活性生长期的比例较高（约 90%），更易受到化疗药物的影响。不过，患者也不用太担心，化疗性脱发属于暂时性脱发，一般在治疗结束 1～2 个月后可生出新发。缓解化疗药物导致的脱发可尝试如下办法：

①化疗时头部冷敷或戴冰帽，以使局部皮肤降温，减少头皮血流量，防止药物循环到毛囊，减轻化疗药对毛囊的损伤，从而减少脱发；

②采用温和的护发措施，使用软毛刷、温和的洗发露；

③剪短头发，减少梳理次数，延缓脱发时间；

④选择一顶合适又漂亮的假发，防晒、防寒的同时可以帮助改善患者心理状态；

⑤适量增加摄入有利于生发的食物，如黑芝麻、核桃、黑豆等。

4. 化疗后频繁出现口腔溃疡怎么办？

口腔溃疡是一种发生于口腔黏膜的溃疡性损伤病变，是肿瘤患者化疗后常见的并发症之一。口腔黏膜上皮细胞增生比较活跃，化疗会明显抑制这些细胞的增殖、成熟和修复，导致黏膜修复功能降低，产生溃疡。口腔溃疡多见于唇内侧、舌尖、舌腹、颊黏膜等部位。口腔溃疡发作时引起局部剧烈疼痛，有时烧灼痛明显。患者因为疼痛无法进食、饮水，严重时还会影响说话。出现口腔溃疡后需要注意以下几个方面：

①尽量保持口腔黏膜湿润，可适当使用口唇润滑剂，如唇膏；

②常用清水漱口，或用康复新液每日含漱，保持口腔和牙齿清洁；

③使用重组人表皮生长因子促进黏膜创面组织修复；

④如疼痛明显，可以用利多卡因、庆大霉素、地塞米松加入生理盐水中配制成漱口液，能有效抑制口腔内细菌的黏附和生长，还可消炎止痛、促进溃疡创面愈合；

⑤少食多餐，多进食高蛋白、高热量、富含维生素与碳水化合物的食物，多吃新鲜蔬菜水果，适当补充维生素 B 和维生素 C，避免辛辣刺激饮食；

⑥如果口腔溃疡严重影响进食，建议到医院静脉输注葡萄糖、脂肪乳、氨基酸等营养液。

5. 化疗后持续疲乏无力怎么办?

肿瘤患者在化疗后可能会出现疲乏无力、少气懒言的症状,严重者会卧床不起,生活无法自理,严重影响患者生活质量及肿瘤治疗。化疗会引起患者恶心呕吐、食欲减退,使机体能量摄入减少,也会引起患者排便不畅、疼痛和失眠,加重身体能量的消耗,机体对能量的需求超过能量供给,就会导致疲乏。此外,化疗后引起的骨髓抑制也会导致乏力,尤其在化疗后7~14天最为明显。出现化疗后疲乏无力需要注意以下几个方面:

①饮食。根据患者的具体情况合理安排膳食结构,饭菜口味以清淡为主,适当增加谷物类、肉类、蛋类、新鲜蔬菜和水果的比重,为机体提供所需的各种营养物质;

②运动。患者可选择一些力所能及的活动,如散步、画画等,坚持循序渐进的原则,以缓解乏力症状,增强体能;

③积极处理乏力相关因素,包括疼痛、抑郁、睡眠障碍、骨髓抑制和其他并发症。适当采取中医中药调理,也有助于改善患者的乏力症状。

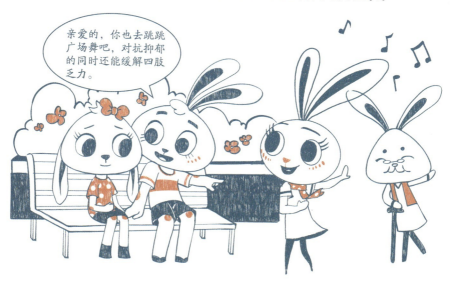

6. 化疗期间出现便秘怎么办?

接受化疗的肿瘤患者,便秘的发生率为 16% ~ 48%,在化疗的同时使用止吐药,便秘的发生率可高达 90%。引起化疗相关性便秘的三大因素:①药物因素。肿瘤患者在化疗期间长时间使用化疗药物、镇痛药物、镇静药物等会造成肠道蠕动减慢,引起便秘;②饮食因素。肿瘤患者一味通过摄入高蛋白、高脂肪食物补充营养,而忽略了膳食纤维、维生素以及水分等促排便食物的摄入,导致肠胃蠕动困难,造成便秘;③活动因素。肿瘤患者因受到化疗的影响,常常觉得全身乏力,因而活动量减少,再加上进食减少,肠道缺乏机械性刺激,导致便秘。

预防及治疗化疗相关性便秘有以下方法:

①遵循"清淡易消化"的饮食原则,多吃富含膳食纤维的食物,保证充足饮水,有助于软化大便;

②可适当进行腹部按摩,患者在放松状态下呈仰卧位或者站位,用指腹从右下腹开始顺时针方向轻柔按摩腹部,每天 2 次,每次 10 分钟,以促进肠蠕动及排便;

③适当的身体活动有助于胃肠道蠕动;

④便秘时长超过 24 小时的患者,可在医生指导下口服泻药,首选聚乙二醇、乳果糖、硫酸镁等渗透性导泻药。

7. 化疗期间出现腹泻怎么办?

肠黏膜上皮细胞比其他体细胞分裂更加活跃,更容易受到化疗药物的损害,这也是化疗后腹泻的主要原因。容易引起腹泻的化疗药物有伊立替康、氟尿嘧啶制剂、阿糖胞苷、阿霉素、甲氨蝶呤（大剂量给药时）等。腹泻不仅导致生活质量下降，还影响抗肿瘤治疗。严重的腹泻可能造成脱水、电解质紊乱、肾脏衰竭、体循环失调，极端情况下甚至可能引发败血症。出现化疗相关性腹泻时可以这样处理：

①注重腹部保暖，饮食上遵循少食多餐，以易消化的食物为主。避免食用易引起腹泻的食物，如乳制品，油腻、辛辣的食物。为了补充电解质，可以适量补充含钾丰富的食物，如香蕉、土豆、橘子等；

②当每日腹泻次数在 4 次以下时，可口服蒙脱石散剂（思密达）、洛哌丁胺（易蒙停）、益生菌，同时口服补液盐预防和纠正脱水，补充电解质；

③当腹泻症状仍不能很好控制，甚至加重，或者出现了脓血便、腹痛、严重呕吐、发热、出血倾向等情况时，一定要及时就医。

8. 化疗后反复恶心呕吐怎么办？

恶心、呕吐作为化疗中最常见的副反应之一，往往让患者产生恐惧心理，甚至拒绝接受治疗。实际上，只要保持良好的情绪，合理地运用化疗及镇吐药物，就能够最大程度避免呕吐，或者将呕吐反应降到最低。

首先，随着化疗呕吐机制研究的不断深入，针对不同机制治疗呕吐的药物不断推陈出新。医生会根据不同化疗药物的致吐风险，特别是针对每个患者的具体情况来制订不同的止吐方案。

其次，既往化疗恶心、呕吐严重的患者在接受下一周期化疗前，应与医生进行充分沟通，把自己切身体会告知医生，为医生调整和制订本周期化疗的止吐策略提供参考。

再次，多与家人和朋友聊天、听音乐、看书、散步等，保持轻松愉悦的心态。

最后，化疗期间清淡饮食，勿食辛辣、油炸、高脂肪、刺激性食物；少食含色氨酸丰富的食物，例如香蕉、核桃和茄子等；避免饮用浓茶、咖啡、碳酸饮料等；适当减少主食量，少量多餐；多吃新鲜水果、蔬菜。还要注意保持大便通畅。

9. 放疗后长时间口干怎么办?

肿瘤患者在接受头颈部放疗后常常会出现口干，口干是由于唾液腺受到放射线损伤导致唾液分泌减少所致，有时候口干会在放疗结束之后持续很长时间，给患者带来一系列困扰，如进食困难、频繁饮水、口腔及牙周问题。患者可以采取以下措施缓解口干的症状：

①促进唾液分泌：通过咀嚼无花果、话梅等食物，在一定程度上促进唾液腺分泌，还可以使用一些促进唾液分泌的药物，如毛果芸香碱（青光眼等禁忌证的患者除外）；

②保持口腔卫生：使用漱口水漱口，养成进食后漱口的习惯，漱口时要上下左右转动漱口水，注意清洁到口腔各个角落，及时清除隐藏在牙齿之间、牙齿与口腔黏膜之间的食物残渣和牙垢；

③调整饮食结构：保证充足的饮水，正餐时增加汤水类食物，进食软烂易咀嚼的食物，外出时随身携带水壶，尽量避免饮用浓茶、咖啡及食用过甜、过咸的食物，以免加重口渴；

④其他：在专业医师的帮助下，通过中药、针灸刺激唾液分泌或使用人工唾液改善口干症状。

10. 放疗后出现皮肤疼痛、破损怎么办?

放射性皮炎是放疗常见的副反应之一,其表现可以从轻微的红斑至成片的湿性脱屑,甚至溃疡,部分患者伴有不同程度烧灼痛。其反应程度与肿瘤部位、皮肤受照剂量、皮肤敏感程度等多因素相关,不同人可能表现不同。不过,皮肤也是一种再生能力很强的组织,大部分患者在放疗结束后 4 ~ 6 周即能完全复原或愈合,无须过度担心。皮肤反应无法绝对避免,但可以有效预防并控制:

①避免照射区域使用香水、除臭剂、爽身粉、润肤乳或成分不明凝胶等化学制品及化妆品;

②避免日晒,保持局部皮肤干燥、通风及充分暴露。避免与极端温度直接接触,例如热水瓶及冰袋等;

③选择宽松或纯棉衣物,避免局部皮肤过度摩擦;如局部确需清洁,可选择不含香料的温和肥皂,或清水进行清洗和沐浴,不过度揉搓;

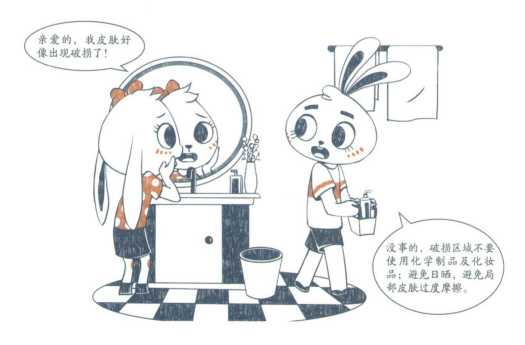

亲爱的,我皮肤好像出现破损了!

没事的,破损区域不要使用化学制品及化妆品;避免日晒,避免局部皮肤过度摩擦。

④防止感染及出血，若有可疑感染表现，加强局部换药，并维持湿性伤口愈合环境，必要时可加用抗生素；疼痛明显时可口服小剂量止痛药缓解症状。

11. 放疗后出现咳嗽、气喘怎么办?

当肿瘤位于肺、食管、乳腺、纵隔等部位，放射线杀灭肿瘤细胞的同时，射线会对气管、支气管、肺组织等造成损伤，导致咳嗽、气喘等症状发生。放射性肺炎是常见的不良反应，发生高峰期主要在放疗结束后1～3个月。放射性肺炎的发生概率及症状轻重程度因人而异，与放疗剂量、照射方法、照射范围等密切相关。从肿瘤患者角度看，如果对放射线敏感性高、长期抽烟、基础肺功能差，那么发生放射性肺炎概率更高、症状更重。对于已发生的放射性肺炎，主要通过一般治疗，以及激素、抗生素等抗炎治疗。

①一般治疗：患者注意休息吸氧，多吃新鲜蔬菜水果，多饮水，适量运动。

②抗炎治疗：输注维生素促进上皮细胞修复，通过吸氧、祛痰、支气管扩张剂改善症状。如有需要，在医生指导下使用糖皮质激素类药物治疗。如果出现发热，可遵医嘱使用退烧药；如果合并呼吸道病原菌感染，则需要遵医嘱使用抗生素治疗。

12. 放疗后出现尿痛、尿出血怎么办?

当对前列腺或膀胱等盆腔器官进行放疗时，可能会出现泌尿系统的不良反应，因为射线杀伤肿瘤细胞的同时也会损伤膀胱和尿道的健康细胞，引起黏膜水肿、溃疡和感染。泌尿系统不良反应通常出现在放疗开始的3～5周，大多会在治疗结束后2～8周消失。出现上述反应时不必害怕，注意以下几个方面：

①多饮水，保证每天喝6～8杯水，保障每日充足尿量。保持会阴部、尿道口清洁；避免咖啡、浓茶、酒和烟草制品；

②若症状明显，需及时告知主管医生，可能需要做尿液检查来确定是否有泌尿系统感染，如果症状是由感染引起的，可给予抗生素，以及减轻灼烧或疼痛、缓解膀胱痉挛的药物治疗；

③如果出现血尿，可能为泌尿系黏膜损伤，需适当配合止血药物，若出血较多可能造成血凝块阻塞尿道，必要时行膀胱冲洗，甚至介入止血等治疗；

④如果出现尿失禁，可能为周围肌肉或神经损伤，进行一些控制膀胱的锻炼将有助于缓解和恢复。

13. 放疗后耳鸣、耳闷、听力下降怎么办？

放疗是头颈部肿瘤患者主要治疗手段之一。进行头颈部放疗时，耳部结构如果邻近或在放射野内，可能受到放射线影响，出现耳鸣、耳闷甚至听力下降。主要原因，一是咽鼓管病变引起的分泌性中耳炎，另一种是内耳损伤引起的神经性耳聋。可以通过声导抗、纯音检测、耳镜等检查协助寻找原因，然后针对不同原因采取相应的干预措施。如果是分泌性中耳炎，可以进行耳镜下手术治疗：

①内镜下鼓膜穿刺抽液，既是诊断也是治疗措施，可以有效清除中耳积液、改善中耳通气，必要时可重复操作；

②内镜下鼓膜置管，可以持续引流中耳积液，改善通气，促进咽鼓管功能恢复，可在咽鼓管功能恢复后将置管取出；

③内镜下鼓室成形术，主要针对粘连性中耳炎及分泌性中耳炎后遗症，通

过切除中耳病变组织及其藏匿的腔隙，重建中耳腔，从而改善中耳通气引流。如果是神经性耳聋，短期内干预难以获得明显的听力提高，可以通过口服营养神经、改善循环的药物缓解，比如甲钴胺、银杏叶片等，同时还可以口服中药辅助治疗。对于听力下降非常明显，影响日常生活的患者，还可以佩戴助听器。

14. 化疗、放疗后出现骨髓抑制怎么办？

骨髓造血干细胞和各种前体细胞的活性下降称为骨髓抑制，当出现骨髓抑制时患者外周血中的白细胞、中性粒细胞、血红蛋白或血小板的数量会下降到正常水平以下。大多数化疗药物，以及放疗均可引起不同程度的骨髓抑制，导致继发感染、贫血、出血等并发症。放疗造成的骨髓抑制程度与放疗的剂量、接受放疗的时间有关。具有骨髓抑制高危因素如高龄、消瘦、合并肝肾心肺等

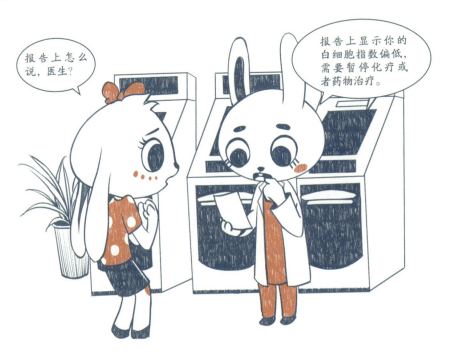

基础疾病，有骨转移、多周期化疗，以及中、高风险化疗方案，应每周至少复查2次血常规，及早发现异常，及早干预。白细胞轻度减少可口服升白细胞药物，白细胞显著减少可注射粒细胞集落刺激因子。对于既往出现严重白细胞减少或接受高风险化疗方案的患者，建议预防性使用长效粒细胞集落刺激因子。对于血小板显著降低的患者，可注射白介素11（IL-11）或血小板生成素。对于明显贫血的患者，可使用促红细胞生成素。对于有输血指征的患者，可接受成分输血。如出现发热及感染，可同时使用抗菌药物。骨髓抑制高风险患者应减少活动，防止受伤，预防感染，避免感冒，同时注意补充铁剂、维生素B12、叶酸和含高蛋白的食物。

15. 化疗、放疗后在饮食方面需要注意哪些问题?

化疗、放疗期间，由于副作用导致的恶心、呕吐，头颈部放疗导致的黏膜反应等，会影响患者的食欲，加重营养不良，因此增进食欲、加强营养对肿瘤患者的康复十分重要。

应注意均衡饮食，宜选择营养丰富且易消化吸收的食物。进食低脂肪、高碳水化合物、高蛋白质、高维生素和矿物质的食物。每日饮食中包含谷薯类（米饭、面食）、蔬菜水果类、肉禽蛋类、奶及豆制品类以及少量油脂类食物。不吃陈旧变质或刺激性的东西，少吃熏、烤、腌泡、油炸、过咸的食品。避免过冷、过热、过酸食物，尤其是咖喱、辣椒、葱等刺激性食物。少量多餐，饮食速度不能过快。确保每天摄入充足的液体或水（2000 ~ 3000 mL）。饭后不要立即躺下，避免胃食管反流。饭后注意漱口，保证口腔卫生，可以用牙线清理残渣避免感染。如出现食欲不振、消化不良，可增加健脾开胃食品，如山楂、白扁豆、萝卜、香蕈、陈皮等。头颈部肿瘤放疗期间，如果出现明显的黏膜损伤，需进食温凉流质饮食，以免加重黏膜损伤。

16. 化疗、放疗后可以吃中药调理吗?

肿瘤患者在治疗期间，可能出现各种不同程度的不良反应，如恶心呕吐、口干舌燥、食欲缺乏、手脚麻木、毛发脱落、血细胞减少等等，导致患者生存质量下降，甚至因不能耐受而被迫中止治疗。这时，选择中药调理可以起到有效的增效减毒的作用，但需用药得当、专病专治。

例如中药党参、黄芪、鸡血藤、人参、菟丝子、当归、阿胶、补骨脂等可以辅助升白细胞；花生红衣、地榆、阿胶等有升血小板功能。使用香砂六君子、平胃散等方剂可以达到健脾和胃、通调气机的作用，对化疗引起的消化道反应

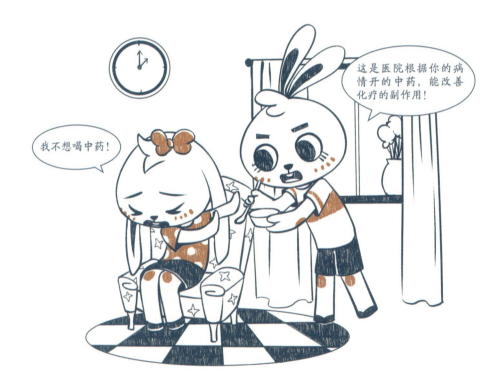

效果显著。口干、咽干是头颈部肿瘤放疗最常见的副反应，中医常用沙参、玉竹、石斛、天花粉、芦根等药物，对放疗后出现的口咽干燥等症状可起到明显的缓解作用。因此，**放化疗后配合中医中药治疗，既能改善放化疗副作用，又能增强疗效**，但是**需到正规医院就诊**，根据具体病情进行专治，切忌滥用中药。

17. 化疗、放疗后需要定期随访复查吗？

很多肿瘤患者在做完放化疗后以为病情完全控制，后续不重视身体状况，甚至拒绝再到医院复查，这是不利于肿瘤全程化管理的。肿瘤是一种慢性病，治疗之路漫长，在医院治疗结束后仍然存在复发及远处转移风险。因此，阶段性治疗结束后，仍需要定期地按照医嘱及时随访复查，以便发现特殊情况及时处理，避免延误病情。

首先，不同的癌症种类的随访周期略有差异，总体来说肿瘤复发和转移的高峰期在 5 年以内，尤其集中在治疗后的两年之内。**多数恶性肿瘤治疗结束后两年内每三个月复查一次；3～5 年，每半年复查一次；5 年以后，每年复查一次，或者每年常规体检时，增加与肿瘤相关的检查项目**。当然，如果出现了不适症状，则需要及时就诊。国内多数肿瘤医院已经建立了规范的肿瘤患者治疗后随访制度，可及时提醒患者返院评估病情。

其次，肿瘤随访复查的项目取决于患者的病理及分期。比较常见的检测有肿瘤标志物，如鼻咽癌复查 EB 病毒 DNA 测定、肝癌复查甲胎蛋白、胰腺癌复查 CA-199 等，以及根据情况完成超声、CT、MRI、骨扫描检测，评估全身情况。

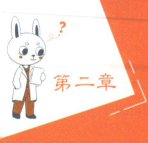

第二章

药物使用相关问题

肿瘤的治疗和康复是长期的过程，患者通常需要定时、定量服用相关治疗药物，以强化免疫功能，改变机体内环境，抑制或消灭转移的肿瘤细胞及微小病灶，控制肿瘤的复发或转移。正确了解所服用药物剂量、服用方法、副作用，以及药物之间是否能够联合服用、同时服用多种药物需要间隔多长时间等常见问题，有助于合理用药，也更加有助于康复。

18. 服用靶向药发生皮肤毒性反应怎么办？

在服用靶向药过程中，皮肤毒性反应是最常见的不良反应，发生率高达79%～88%。常见的皮肤毒性反应包括丘疹－脓疱疹、手足皮肤反应以及甲沟炎、化脓性肉芽肿等，主要表现为皮肤干燥瘙痒、红肿胀痛，甚至剧烈疼痛，出现痤疮样皮疹、脓疱样丘疹，以及趾甲周围皮肤局部红肿，常伴化脓性肉芽肿改变。如果出现上述症状，需做好以下保护措施：

①保持皮肤的清洁和湿润，避免酒精、热水对皮肤的刺激；

②使用不含酒精的保湿润肤霜或药膏，例如0.1%维生素K乳膏、含5%～10%尿素的润肤霜等，顺着毛发生长方向涂抹，直至完全吸收；

③外出时避免阳光照射，采取戴遮阳帽、打遮阳伞等措施；

④穿着宽松绵软的纯棉衣物、鞋袜，定期修剪指甲；

⑤避免皮肤刺激物，例如避免使用非处方（OTC）抗痤疮药物、溶剂或消毒剂等；

⑥一旦出现瘙痒或红斑，使用布类物品冷敷或轻拍局部皮肤，避免用手抓挠皮肤；

⑦外用芦荟胶可减少皮疹的发生率，降低严重程度；

⑧出现严重皮肤反应时，请及时就诊，或咨询主管医生。

19. 服用靶向药发生手足综合征怎么办？

靶向药引起的手足综合征临床表现有感觉异常、麻木、迟钝、麻刺感、疼痛感、皮肤肿胀和红斑、脱皮、皲裂、角化、硬结样水疱或严重的疼痛等。通常有以下三种情况：

①如果症状为针刺感、感觉迟钝或感觉异常、麻木、手或脚出现无痛性肿胀和红斑，但不影响正常活动，一般不用调整靶向药物的剂量，有症状出现时可局部用药，一般选择含皮质类固醇成分的乳液或润滑剂等涂抹局部，如尿素维E乳膏、维生素B6片等。

②如果手和脚出现疼痛、红斑、肿胀等症状，并且影响日常活动，此时需要医生和药师进行疗效评估，可酌情减少服用靶向药的剂量。

③如果手和脚出现湿性脱屑、溃疡、水疱等症状，产生严重的疼痛或者严重不适，导致患者无法工作或日常活动受限，建议暂停靶向药，同时进行镇痛处理和局部用药对症处理。如果症状仍然严重，则终止靶向药治疗。患者在出现上述症状后应及时就医，由医师和药师对疗效和用药安全进行综合评估后，

再确定是否调整靶向药物剂量。

此外，平时需要注意休息，避免激烈运动，避免摩擦手、足等相应部位，避免用手撕去脱皮等。

20. 服用靶向药引起高血压怎么办?

许多肿瘤患者在服用靶向药物后，会出现新发高血压或原本控制良好的血压突然升高，大多出现在用药后 2 周内，常伴有蛋白尿，部分患者也可能无任何症状。不管什么原因引起的高血压，都会增加心、脑、肾等器官损害和病变的风险。因此，服用靶向药物后，建议与主管医师保持沟通，充分评估高血压风险，用药前后积极监测血压，必要时调整用药或者停药。

①若自我监测血压水平 ≥ 140/90 mmHg 或血压在平时血压的基础上升高 ≥ 20 mmHg，需进行药物治疗。可在医生指导下，选用血管紧张素转换酶抑制剂、血管紧张素 II 受体拮抗剂、钙通道阻滞剂、β 受体阻滞剂类药物进行降压治疗。

②如果出现短时间内血压急剧升高［收缩压 ≥ 180 mmHg 和（或）舒张压 ≥ 120 mmHg］，并伴有明显的头痛、眩晕、烦躁、恶心呕吐、心悸、气急和视力模糊等症状，请立即就医。

③健康的生活方式是治疗高血压的基础，应长期坚持。建议每天摄盐量不超过 5 g（约 1 啤酒瓶盖），同时含钠高的调味品（味精、酱油等）、腌制品、零食等也需减少摄入；多吃新鲜蔬菜、水果和豆类，戒烟限酒。如果病情允许，应该适量运动（控制体重，避免超重或肥胖）；控制不良情绪，积极调整心态。

抗癌日常　康复有方

21. 服用抗肿瘤药造成肝损伤怎么办？

近年来新型抗肿瘤药物不断涌现，肿瘤患者生存期逐渐延长，但同时患者接受多种、长期的药物治疗，进而导致药物性肝损伤的发生风险增加。临床可表现为无症状的肝酶升高、黄疸、胆汁淤积、肝纤维化、肝窦阻塞，甚至爆发性肝衰竭，部分患者可有乏力、食欲减退、厌油、肝区及上腹部不适等症状，而胆汁淤积型患者可出现皮肤黄染、瘙痒等典型症状。预防和减轻肝损伤，治疗期间应注意：

①定期检查肝功能，关注转氨酶、总胆红素和碱性磷酸酶等指标。一旦出现肝功能异常或黄疸，应立即咨询医生，停用有关药物。

②同时使用的抗炎保肝药物种类不宜过多，通常选用１～２种，最多不超过３种，以免增加肝脏负担。

③注意日常休息，最好在饭后安静休息１～２小时，使血液集中在胃、肝、肠部，以利于肝脏血液循环。肝功能基本正常后，可适当增加活动。

④合理饮食，食欲不佳时应以清淡为主，不宜进食高脂肪、高蛋白及高糖食物，这些食物易产生有害代谢物质，增加肝脏负担。避免酗酒和滥用药物。

22. 应该在什么时间服用抗肿瘤药？

在适宜的时间吃药，不仅可以增加药物在人体内的生物利用度，增强疗效，还可以充分调动起人体内的免疫和抗病因素，减轻副作用。服药前，一定要认真查看药品说明书中【用法用量】项下的相关描述，根据说明书要求，选择正确的服用时间。

药物的服用时间，一般可以分为空腹、餐前、餐中、餐后、睡前等。空腹指腹中没有食物，饭前 1 ~ 2 小时和饭后 2 ~ 3 小时都属于空腹，空腹服用可避免食物影响药效，有利于药物的吸收和发挥作用。餐前指饭前 15 ~ 30 分钟内服用，某些胃肠道不良反应小、进食后服用会影响其吸收的药物，建议饭前服用。餐中或随餐服用是指在吃饭的同时服用药物，目的是减轻药物对胃肠道的刺激。餐后是指饭后 15 ~ 30 分钟服药，并非饭后马上吃，部分药物都可以在餐后服用，目的是减轻药物对胃肠道的刺激，并使药物更好的起效。睡前是指睡觉前 30 分钟服药，有些药物会产生困倦感或帮助患者更好入睡。

另外，我们还要注意"一日三次"不一定是在三餐时间服用，**一日三次的正确服药方法应当是间隔 8 小时**，比如 6 点、14 点、22 点，从而使血药浓度保持稳定，这样不仅可以保证药效稳定，还避免了因药物浓度过高而导致的毒副作用增加。一般的原则是，每日服用几次，那么每次服药的间隔时间就应该

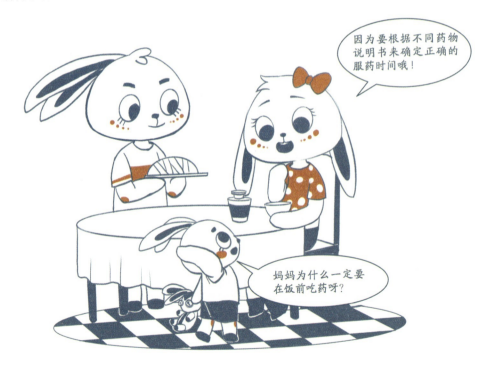

因为要根据不同药物说明书来确定正确的服药时间哦！

妈妈为什么一定要在饭前吃药呀？

为 24 小时除以几。"一日一次"服用的药物最好选定一天内合适的、相对固定的时间服药。

23. 少服、漏服抗肿瘤药怎么办?

日常生活中,少服或漏服药品的情况时有发生,部分原因是忘记服药时间,或者出门忘记带药等。用药依从性是抗肿瘤治疗成功与否的重要保障,提高用药依从性,可以明显提高药物治疗效果,减少病情复发或药物毒副作用风险。

①**严格按照药品说明书推荐的少服或漏服建议合理使用药品**。不少药品会在药品说明书的【用法用量】项下注明少服或漏服药品的处理办法,这种处理办法都是通过试验验证过的,是保障药效和降低毒副作用的最佳方案。

②**遵循"漏服时间与给药间隔1/2 关系"原则进行处理**。说明书中没有标注少服或漏服药品处理办法的,一般情况下可以按照"1/2 原则"来处理,将漏服时间与给药间隔的1/2 时长进行比较。若漏服时间少于给药间隔的1/2,可以按照正常剂量立即补服。比如每天服药一次的药物,漏服时间小于 12 小时,就可以立即补服常规剂量,以后正常服药即可。若漏服时间大于给药间隔的1/2,则不应该再补服,在下一次服药时按正常剂量服用即可。如每天服药一次的药物,如果发现漏服时距离下一次服药时间少于 12 小时,就不用补服药物,下一次服药时正常服用就可以。

③切记:**所有口服新型抗肿瘤药物出现漏服,都不可在下次服用时加倍补服,以免出现严重药物不良反应**。

④服药后发生呕吐,一般不再服用额外剂量,按计划在下一次服药时间服用正常剂量的药物。

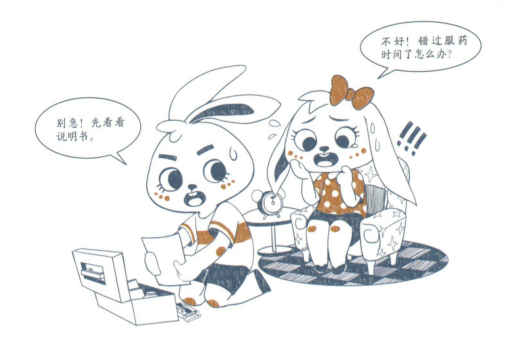

以下四个建议可以帮助肿瘤患者减少忘记服药的情况发生：

①挑一个自己不容易忘记的固定时间点。

②将服用的药物放在明显位置。

③可以提前准备好要服用的药物，放在分装药盒里，标记好服药时间。

④使用手机设定好服药闹钟，提醒按时服药。

24. 治疗其他疾病的药可以和抗肿瘤药一起服用吗？

口服抗肿瘤药物包括化疗药物如卡培他滨、依托泊苷、长春瑞滨等，靶向药物如吉非替尼、奥希替尼、伊马替尼等，内分泌治疗药物如他莫昔芬、来曲唑等，与其他药物能一起服用的前提条件是几种药物之间不存在相互作用。由于口服药物的吸收、代谢等可能会受到胃肠道环境、肝药酶活性的影响。所以，治疗其他疾病的药能不能和抗肿瘤药一起服用，不能用一句话简单回答，而是需要对每个药物进行专业分析，以判断是否会有相互作用。

比如，肺癌靶向药吉非替尼的吸收需要胃部的酸性环境，而用于治疗十二指肠溃疡、胃溃疡的雷尼替丁会抑制胃酸产生，这两种药物就不建议同时服用。伊马替尼等许多抗肿瘤靶向药物都需要经肝代谢，而伏立康唑等抗真菌药会显著抑制肝药酶的活性，导致药物在体内代谢减慢，副作用可能会增加，这些药物也不建议同时服用。另外，同时使用化疗药卡培他滨和抗凝药华法林治疗的患者也可能因药物相互作用而出现凝血指标改变和/或出血，对这类患者，应常规监测抗凝参数［国际标准化比值（INR）或凝血酶原时间（PT）］，并调整抗凝治疗的剂量。总之，对于需要多种口服药物治疗的患者，应该提前咨询医生或药师这些药物之间是否存在相互作用，有明确结论之后再用药。

25. 抗肿瘤药需要特殊保存吗？

由于抗肿瘤药物药理特性的特殊性，抗肿瘤药品的储存条件应特别注意，以保障抗肿瘤药品的质量稳定，保证静脉或口服用抗肿瘤药物在使用中的有效性和安全性，减少不良反应。影响抗肿瘤药物储存期间的稳定性的主要因素为温度、湿度和光照。温度、湿度对药物各种降解途径均有影响。《中华人民共和国药典（2020 版）》规定，药品储存分为冷处（2 ~ 10 ℃），阴凉处、凉暗处（不超过 20 ℃），常温（10 ~ 30 ℃），湿度（35% ~ 75%）。每种抗肿瘤药物对于储存温度、湿度的要求各有不同，具体在药物的说明书中【储存条件】一栏皆有说明。

患者口服抗肿瘤药物在家保存，应严格按照该药的药品说明书储存条件进行药品的保存。如果某些抗肿瘤药物没有明确的储存条件，可按照常温的条件进行储存。通常情况下，患者保存的口服抗肿瘤药物性质较为稳定，保存条件不会很苛刻。此外，光照也是影响药物稳定性的主要外界因素之一，会影响药品质量，可能产生杂质、沉淀，发生颜色变化，甚至产生有毒物质，增加药品的不良反应，所以建议在避光或遮光的条件下储存。总而言之，肿瘤患者在拿到抗肿瘤药物时，请仔细阅读说明书，在不懂或不理解时可咨询主管医生或临床药师。

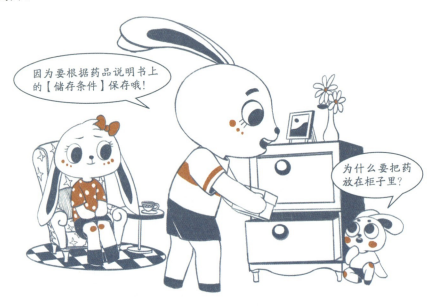

26. 为什么同一款抗肿瘤药，不同患者服用效果和副作用不一样？

我们常会发现，不同肿瘤患者使用了同一款抗肿瘤药物，副作用和效果差别很大。有些患者的肿瘤明显缩小，有些患者的肿瘤却没有变化；有些患者发生严重不良反应需就医治疗，而有些患者相对轻松还能正常上班。究其原因，主要有以下几个方面：

①疾病因素。有的抗肿瘤药物可用于多个癌种的治疗，针对不同的癌种，同一款抗肿瘤药物的疗效和副作用都是不一样的。此外，肿瘤分期不同导致治疗效果和不良反应也有所不同。晚期肿瘤患者由于肿瘤转移，相较于早期肿瘤患者治疗效果会差一些，且晚期患者机体耐受能力下降，副作用也可能更大一些。

②个体差异。除了疾病因素，有时候即使罹患同样的肿瘤、同样的分期，不同患者的疗效和副作用也是不同的。这是因为大部分药物进入体内后，需要通过机体吸收、代谢等步骤才能发挥作用，而不同患者可能因药物代谢相关基因、年龄等不同，导致其对药物的代谢能力也不同，最后呈现的疗效和副作用会有差别。

③肿瘤细胞对药物敏感度不同。癌细胞和正常细胞对药物的敏感程度因人而异，而这主要由肿瘤细胞表达的基因决定。此外，细胞表达的基因也会影响正常细胞对药物的敏感程度，从而决定副作用的强弱。

27. 服用抗肿瘤药有什么饮食禁忌吗？

食物或营养素可直接与药物结合、吸附，或者通过影响胃肠道 pH、胃的排空速度等影响药物的吸收，某些药物容易受到食物影响而改变疗效，这对于患者而言是非常不利的。因此，学会判别哪些食物有可能影响药效，服药期间合理地避开，对于提高药物疗效，减少不良反应非常重要。患者在服药期间应避免食用：

①酒精。酒精可能导致肝脏代谢药物时间延长，药物毒性增加。

②茶叶。茶叶中的鞣质、茶碱与铁剂、制酸剂都可发生作用。

③烟草。尼古丁会对整个肝脏代谢酶系统产生影响。

④牛奶。牛奶容易与药物相互作用，使药物难以吸收。

⑤西柚。西柚可以抑制药物代谢酶，增加药物毒性作用。

⑥油腻食物。油腻食物增加心血管负担，增加药物出血、高血压等不良反应。

⑦辛辣食物。辛辣食物增加胃肠道负担，增加抗肿瘤药物引起胃肠道不适的程度。

⑧生鲜食品。未煮熟的生鲜食品可能含有寄生虫，肿瘤患者免疫力低下，应避免食用。

28. 抗肿瘤中药和抗肿瘤西药能同时服用吗?

肿瘤患者在抗肿瘤治疗期间，通常会采取多种治疗方式，比如中西医结合治疗，中医开具相应抗肿瘤中药，西医开具相应抗肿瘤西药。针对抗肿瘤中药和抗肿瘤西药能否同时服用的问题，需要简单了解二者治疗疾病的特点。中药治疗肿瘤通常是由多味药材配伍调和而成，并且随病情发展变化还会进行新的调整，比如增减药味与剂量，所以中药治疗肿瘤具有成分复杂、多靶点、多环节的特点。而西药治疗肿瘤的特点表现为药物成分单一、治疗机制相对明确。所以，中药与西药的治疗体系不同，中医药治疗更注重整体观念与未病先防，而西药往往是针对疾病开展对症治疗，中西药各自对疾病发挥疗效，是可以同时服用的，但是要注意以下几点：

①注意时间间隔。可以间隔 1～2 小时，待药物在体内进行一定转化后，再服用另一种药物，以免药物成分互相影响。

②注意特殊肿瘤的药物服用禁忌。比如甲状腺肿瘤患者进行碘 -131 治疗

时，就应避免服用含碘的中药，比如海藻、昆布、夏枯草、桔梗、蒲公英等。当患者服用的西药是靶向药时，还应慎服含有柚苷、呋喃香豆素、柑橘素的中药，比如陈皮、枳壳等。

③患者需要告知医生正在服用的中药或西药，避免开具含有配伍禁忌的药物。

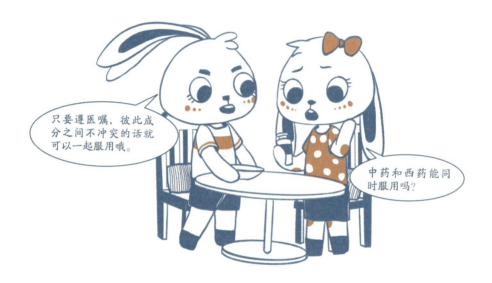

只要遵医嘱，彼此成分之间不冲突的话就可以一起服用哦。

中药和西药能同时服用吗？

29. 抗肿瘤治疗结束后服用中药，要吃多长时间？

肿瘤手术、放疗和化疗的过程往往会对患者身体造成一些损伤，并且由于患者体质虚弱以及某些脏器功能障碍，这些因素可能严重影响患者的生活质量，甚至存在癌症复发、转移的风险。很多患者在肿瘤治疗结束后会选择服用中药，不仅可以改善肿瘤治疗时产生的损伤，还可明显降低肿瘤的复发率和转移率，改善患者体质，提高患者的生存率。肿瘤治疗不同于其他病症，需要长期服药，对于服用中药的时长不能一概而论，根据患者情况不同服药时间可为数月至数年不等，服用时应注意以下三点：

①肿瘤患者应在医生的指导下服用中药，这样才能有助于增强抗癌能力，减轻放疗、化疗时产生的毒副作用，促进术后尽快康复。

②肿瘤患者服药周期较长，需要坚持治疗，不可中途擅自停药。

③患者应当定期复查，与医生沟通，主治医师根据患者病情、体质等因素对药物进行调整并判断是否可以停止给药，避免长期给药、联合用药对身体造成损害。

30. 服用抗肿瘤中药时需要注意哪些问题？

中药的化学成分复杂，在服用方法上有许多要求。第一次服用中药的患者往往不了解服用方法，使药效难以发挥甚至产生毒副作用。总体来说，服用中药时应注意以下事项：

①煎煮注意：中药一般要煎煮 2 ~ 3次，最少应煎煮 2次。最好使用砂锅煎煮，以免与容器发生化学反应。

②时间间隔：一般中药 1 剂分为二服或三服，无论餐前餐后服用都以间隔 1 ~ 2 小时为佳。

③饮食禁忌：忌浓茶，茶叶富含鞣酸易与中药发生反应而影响中药疗效。忌食萝卜，特别是服用黄芪、人参等滋补中药时食用萝卜会削弱中药的补益作用。不要吃不易消化或刺激性食物，容易加重肠胃负担，影响药物吸收。服用清热凉血、滋阴的中药时，如连翘、生地黄、麦冬等，不宜吃辛辣食物。服用清热解毒、扶正托毒类药物时，如菊花、黄连、黄芪等，忌食韭菜、虾、蟹等象形发生之食物。

④**按量服用**：部分中药并非无毒，需遵照医嘱按量分次服用，比如附子中含有乌头碱，小剂量具有治疗作用，剂量过大则会引起中毒。

⑤**辨证施治**：不要随意服用偏方、民方或者同一种病的其他患者的药方。中药治疗讲究辨证论治，药方也因人而异，每个人的体质与所处环境不同，所开出的药方也不同。

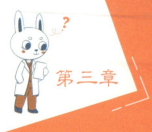

第三章

疼痛相关问题

癌症疼痛，简称癌痛，是中晚期肿瘤患者最常见的症状之一，也是严重降低患者生活质量，甚至摧毁患者生存意志的最大元凶。临床上，有些患者因担心止痛药对身体造成伤害而拒绝服用，有些患者服药不遵医嘱，甚至有患者因担心止痛药上瘾而宁愿忍受剧烈疼痛也不服用止痛药。其实，只要通过全面动态的评估，在专业医师指导下科学、规范地服用止痛药，不仅没有长期副作用，也不会成瘾，还能有效控制疼痛，提高患者甚至家庭照顾者的生活质量，延长患者生存期。

31. 止痛药会对身体造成巨大伤害吗？

目前针对癌症疼痛的止痛药物主要有三大类，**第一类是用于轻度癌痛的止痛药物**，轻度癌痛对工作和生活、睡眠的影响较小，可以使用镇痛强度较轻的止痛药物，这类药物主要为非甾体类消炎镇痛药，如布洛芬、氯诺昔康、萘普生等，不良反应较轻，但这类止痛药物每日有最大剂量限制，如果长期大量服用，可能造成胃肠道黏膜及肝肾功能受损，有消化性溃疡、肝肾功能不全者需要在医师指导下服用。**第二类是用于中度癌痛的药物**，中度癌痛是指影响生活质量、睡眠，需要积极止痛处理的疼痛。这类药物主要是弱阿片类药物如曲马多等，其主要不良反应为头晕、恶心、呕吐、口干及排尿困难等。第三类是用于重度癌痛的药物，重度癌痛是指疼痛剧烈，严重影响工作、生活及睡眠，需要按时、长期使用止痛药物治疗的疼痛。这类药物主要是强阿片类药物，临床上常用吗啡即／缓释片、吗啡注射剂、羟考酮即／缓释片、芬太尼透皮贴剂、氢吗啡酮片／注射剂等。强阿片类药物常见的不良反应是恶心、头晕、便秘等，少见的不良反应是排尿困难、呼吸困难等。上述三大类止痛药物均需要在专业医师指导下规范、合理、个体化使用，通常不会对身体造成巨大损害。

32. 服用止痛药越多，止痛效果就会越好吗？

口服止痛药物通过消化道吸收进入血液循环，发挥镇痛作用，酌情增加药物剂量有助于改善疼痛症状，但绝不是服用越多、效果越好。例如针对轻度癌痛的非甾体类消炎镇痛药物，如布洛芬、氯诺昔康、萘普生等，以及针对中度

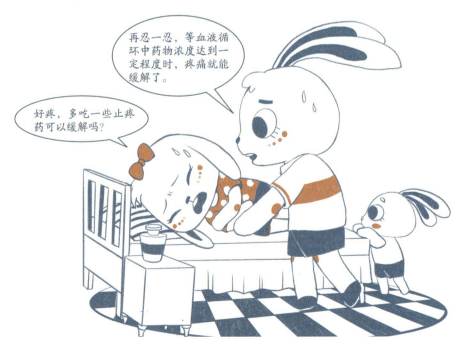

癌痛的曲马多、可待因等，血药浓度达到一定程度时，其镇痛效果即可达到顶峰，此时继续增加剂量，疼痛不会进一步缓解，反而药物不良反应如消化道黏膜及肝肾功能等受损的风险会明显增加，因此针对轻中度疼痛的上述药物每日有最大剂量限制，也就是常说的"天花板效应"，不能超过此类药物说明书中规定的最大剂量服用。如果上述镇痛药物效果不佳，则需要就诊于专业医师，根据病情调整为强阿片类药物，如吗啡、氢吗啡酮、芬太尼等不同剂型剂量以实施精准镇痛。强阿片类药物虽然没有每24小时最大剂量的限制（"天花板效应"），但也不是剂量越大止痛效果越好，当血药浓度达到一定程度时，同样也会出现增加剂量而镇痛效果不佳的情况，医学上称为"阿片耐受"。这种情况需要进行不同给药途径的药物轮替，例如将口服给药改为皮下、静脉或透皮给药，或局部治疗方案，如放射治疗和疼痛介入治疗（神经阻滞术、神经毁损术）等精准镇痛技术，以达到改善疼痛、提高患者及家庭照顾者生活质量的目的。

33. 长期服用吗啡等止痛药会上瘾吗?

癌痛是一种慢性疼痛，无痛是患者的权利，国内外大量科学文献报道以及临床研究的丰富经验均表明：规范化个体化使用吗啡等强阿片类药物，同时对患者进行全过程管理，患者的镇痛效果好，成瘾概率极低。强阿片类药物常规剂量，尤其是缓释制剂或透皮贴剂按时定量给药，产生成瘾的现象是罕见的，发生成瘾的概率低于万分之四。很多患者因为惧怕成瘾，宁愿忍受剧痛折磨，也不接受规范镇痛，依从性较差，这是不可取的。

药物成瘾性又称药物精神依赖性，是药物滥用导致的一种反映心理异常的行为表现，其特点是单纯以追求精神享受为用药目的，不择手段和不由自主地渴望得到药物，用药后获得一种特殊的心满意足的"欣快感"，从而根深蒂固地在心理上形成了对强阿片类药物的依赖。而疼痛是肿瘤患者最常见的症状之一，约 80% 肿瘤患者在诊疗过程中会出现癌症疼痛，合理使用阿片类药物能有效止痛，缓解症状，同时控/缓释给药模式缓慢有序地释放阿片类药物，血药浓度能在较长时间内保持较稳定状态，基本没有波峰波谷现象，不会迅速上升到引起快感的浓度。

34. 止痛药是不痛不用，癌痛出现时才服用吗？

100 多年前，人类在疼痛发生时只能祈求上苍，或用简单物理方法，如抚摩、按压、揉擦、叩击身体的某一个部位以缓解疼痛。时代在进步，人类先后发明了热敷、针灸、按摩推拿、外敷草药、拔罐止痛等方法缓解疼痛。随着医学不断发展，止痛药物问世，给人类带来了福音。遗憾的是，许多患者误认为应该尽量避免使用止痛药，只在无法忍受疼痛时才使用止痛药，这种观念是错误的。

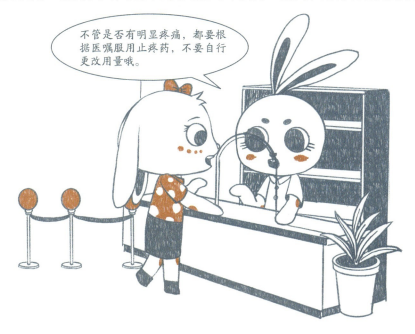

不管是否有明显疼痛，都要根据医嘱服用止疼药，不要自行更改用量哦。

如果癌痛不能得到及时、有效的控制，患者往往感到极度不适，会引起或加重其焦虑、抑郁、乏力、失眠以及食欲减退等症状，导致抵抗力下降，显著影响其日常活动、自理能力、社会交往和整体生活质量。而按时、连续地服用止痛药可以持续、有效地减轻或消除疼痛，降低疼痛和有关治疗带来的心理负担，还能赢得抗癌治疗机会，提高抗癌疗效。此外，按时、连续服药，所需药物剂量相对较低，更安全有效。正所谓抗癌未动，镇痛先行。

35. 癌痛缓解或不痛了，可以停止服用止痛药吗？

原则上不能马上完全停药，应该科学地停药，在全面动态评估癌痛性质、强度、类型、用药史、并发症以及基础疾病等后，在医师指导下分阶段步骤减量、停药。一般而言，如果使用的是一阶梯的止痛药，如右酮洛芬、洛芬待因缓释片等非甾体类消炎镇痛药物，可以在癌痛缓解后停药；如果使用的是二阶梯的止痛药，如曲马多缓释片、氨酚羟考酮片等弱阿片类药物，可以在癌痛缓解后选择停药，也可以降阶梯服药，比如降为一阶梯非甾体类消炎镇痛药物继续止痛治疗；如果使用的是三阶梯强阿片类药物，如吗啡、芬太尼、氢吗啡酮、羟考酮等药物，不可以盲目停药，需要在医师指导下减量或停药。盲目停止服用强阿片类药物可能导致戒断综合征，或者造成癌痛反复。长期使用大剂量强阿片类药物突然停药，可能出现失眠、烦躁、心情低落、抑郁、情绪不稳定等精神症状，同时伴有一些自主神经功能紊乱的神经症状，如恶心、呕吐、流泪、流涕、腹痛、腹泻、胃肠道症状等全身症状，严重者甚至可能出现震颤、抽搐等类似癫痫的症状，更有甚者会导致死亡。重要提示，癌痛镇痛药物的使用以及加量、减量、停用均需在专业医生指导下进行！

36. 出现呕吐、镇静等不良反应,是否应该立即停止服用止痛药?

有些患者首次使用止痛药物,可能出现各种各样的不良反应,比如在服用阿片类药物时,出现恶心、呕吐、头晕,甚至过度镇静等不良反应,此时患者觉得癌痛问题没有解决,又出现了新问题,于是停止服药。其实,在服用包括阿片类药物在内的麻醉性止痛药的过程中,不良反应的发生在所难免,尤其是首次用药,如果使用不当,其不良反应的发生率较高,个别患者还可出现噩梦、尿潴留、烦躁不安等不良反应。阿片类药物的呕吐、过度镇静等不良反应大多数是暂时性和轻微性的,且可以耐受,一般出现在药物使用的前几日,随着药物使用时间的延长,多数症状可以自行缓解或消失。如果症状没有缓解或消失,经过专业医师的对症处理后,上述不良反应基本可以得到最大程度解决。此外,在专业医师指导下进行的预防性治疗,也能减轻或避免不良反应发生。因此,患者要多与主管医生沟通,最大程度地进行早期干预。

37. 非阿片类止痛药比阿片类止痛药更安全吗?

这个认识比较片面。阿片类药物是通过与中枢特异性受体相互作用而缓解疼痛,不少癌痛的患者和家属主观认为阿片类的药物存在着很大的风险,比如成瘾性、呼吸抑制、过度镇静、恶心、呕吐、头晕、便秘等,错误地认为非阿片类药物更加安全有效,逃避使用阿片类药物,而选择使用常见的布洛芬等非甾体消炎镇痛药物。其实,规范使用阿片类止痛药物成瘾率极低,发生成瘾的风险性低于万分之四。此外,近年来国内外的专家共识 / 专业指南都指出,对于成人癌痛,阿片类药物比非阿片类药物镇痛效果更好、更安全,非阿片类药物有很多副作用容易被大众忽视,如对肝肾功能、血液系统、消化系统的影响,如诱发消化道出血、穿孔等，并不适合长期大量服用。**建议癌痛患者在专业医生指导下选择适合自己病情的止痛药。**

38. 止痛药多长时间开始发挥作用？

药物开始发挥作用的时间因药物作用机制、类别、剂型、给药方式和给药途径不同而异。目前临床中使用的药物制剂包含口服即释片、口服缓释片、注射剂、透皮贴剂、栓剂、黏膜贴剂、喷剂等。

①**口服即释片**：如盐酸吗啡片，大约15分钟开始起效，1小时达到效果最佳，半衰期为1.7～3小时，一次给药镇痛作用维持4～6小时。

②**口服缓释片**：如盐酸吗啡缓释片，必须整片吞服，不可切分或嚼碎，服药大约1小时后开始发挥作用，一般服药2～3小时后效果最佳，消除半衰期为3.5～5小时，一次给药镇痛作用维持12小时。

③**注射剂**：如吗啡注射液、氢吗啡酮注射液，皮下注射大约15分钟开始起效，一般用药后30～90分钟效果最佳，一次给药维持4小时。静脉给药大约5分钟开始起效，一般用药后15～30分钟效果最佳，一次给药维持2～3小时。

④**透皮贴剂**：如芬太尼透皮贴剂，使用时需用手掌用力按压30秒，以确保贴剂与皮肤完全接触。一般用药后大约6小时开始起效，通常12～24小时内达到最佳效果，并在此后保持相对稳定镇痛直至72小时。

39. 一旦服用止痛药，就需要终身用药吗？

癌痛大多是指由肿瘤直接侵犯、压迫、转移或抗癌治疗间接引起的疼痛，如肿瘤侵犯或压迫神经根、神经干、神经丛或神经，侵犯脑和脊髓，侵犯骨膜或骨骼，侵犯实质性脏器及空腔性脏器，侵犯或堵塞脉管系统，肿瘤引起局部坏死、溃疡、炎症等。上述情况下均可导致严重的癌痛。在肿瘤治疗过程中所引起的癌痛，也被认为是癌性癌痛。当给予手术、放化疗、靶向治疗及免疫治疗等治疗后癌细胞被杀灭，肿瘤病灶缩小，对局部组织器官的侵犯、压迫减轻，患者的癌痛就会减轻甚至消失，在这种情况下止痛药物可以逐渐减量甚至停用。因此，**止痛药无须终身服用**。

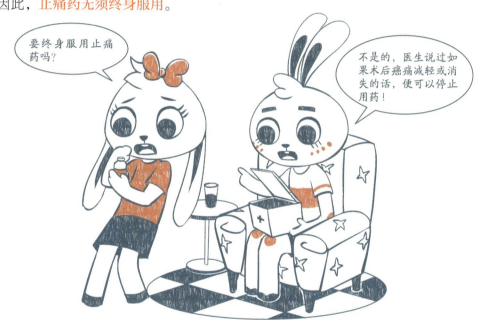

40. 服用一种止痛药的同时，还可以服用其他止痛药吗？

须视具体情况而定。止痛药主要分为以下三类：①非甾体消炎止痛药；②中枢性止痛药（弱阿片类和强阿片类）；③辅助止痛药如抗抑郁类药、抗惊厥类药、抗焦虑类药、解痉止痛类药、激素类药等。每一类药物的作用机制、生物利用度、药代动力学和毒副作用不同，对于同一类止痛药物，其作用机制相同，毒副作用相似，一般不同时服用。对于不同类型止痛药物，可能起到协同作用，须根据病情在专业医师指导下联合用药。

41. 止痛药是和食物一起服用，还是空腹服用？

多数止痛药不可以空腹服用，需要在餐后，或者是进食少量牛奶、果汁后再服用，这样可以保护胃肠道黏膜。空腹服用止痛药物可能增加胃肠道不良反应的风险，例如可能会引起腹胀、上腹饱胀、食欲不振，甚至出现恶心、呕吐等症状，严重的还可能会出现急性胃黏膜病变，从而导致胃出血的发生。餐后服用，可以明显降低止痛药物副作用出现的概率。长期用药的患者，应该适当多饮水，以加快药物的代谢，也需定期监测肝、肾功能以及血常规、凝血功能等指标的变化。建议患者可以在饭后一小时左右服用止痛药，这样能有效降低发生消化道不良反应的风险。此外，在服药期间，不能吃辛辣刺激性食物，也不能吃太油腻食物，不能吸烟喝酒，否则容易影响治疗效果，甚至会加重癌痛症状。

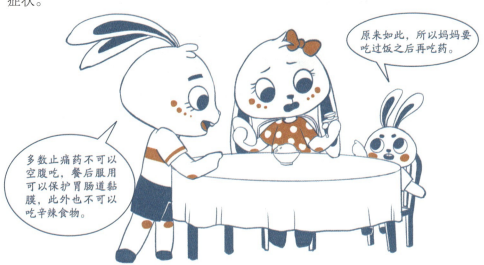

42. 服用止痛药期间可以喝酒吗？

服用止痛药期间不能喝酒，喝酒会降低止痛药的镇痛效果，还可能加重药物本身的副作用。

①在服用非甾体类抗炎镇痛药物的同时喝酒，会加重胃肠黏膜损伤，特别是既往有胃溃疡、胃炎的患者，损伤严重时会引起消化道出血，甚至出现胃肠穿孔等严重副作用。

②在服用阿片类药物期间喝酒，会加重阿片类药物的副作用。对于既往有高血压病的患者来说，吃药时喝酒会导致血压升高，甚至出现脑血管意外而危及生命。若患者本身有嗜睡、头晕等症状，喝酒后会加重头晕、嗜睡的症状。

总而言之，在服用止痛药期间喝酒，不仅会降低镇痛效果，还会对肝脏造成双重损害，百害而无一利。

43. 用过高阶梯的止痛药后，低阶梯的止痛药是不是就无效了？

世界卫生组织"三阶梯止痛治疗"中的轻度、中度、重度表示患者目前的癌痛程度。三阶梯止痛方法就是在对癌痛的性质、部位、原因做出正确评估后，做出疼痛精准诊断，选择相应的止痛方法。当目前评估为中度癌痛时，选择针对中度癌痛的药物。但当针对癌痛病因有效治疗后再次评估后为轻度癌痛，就应改用针对轻度癌痛的药物。也就是说，如果患者的癌痛程度下降或上升，镇痛药物的阶梯也要随之而降级或升级。"用过高阶梯止痛药后，低阶梯的药物就无效了"是一种误区，不同种类、不同剂量、不同给药途径、不同"阶梯"的止痛药物均需在专业医师指导下，进行药物与药物之间、给药途径方式之间的个体化药物轮替。

44. 止痛药最常见的副作用有哪些?

以下表格展示了部分止痛药物的常见毒副反应及注意事项，供参考，更多详情请咨询专业医师或药师，或阅读药品说明书。

止痛药类别	常见副作用	注意事项
对乙酰氨基酚	过量服用会导致肝、肾功能受损（较少见）	每 24 小时服用不应超过 4 g； 肾或肝功能受损、酒精依赖、慢性营养不良或脱水患者慎用
非甾体抗炎药（NSAIDs）	肠胃不适，如恶心、呕吐、腹泻、便秘和食欲减低； 液体潴留，引起水肿； 胃溃疡； 胃肠道出血； 过敏反应，例如红疹及呼吸道痉挛； 肾功能受损	与食物或牛奶同服； 如粪便异常或呈黑色，请立即停止服药并就医； 避免吸烟和大量饮酒，可能会增加胃溃疡的风险
阿片类止痛药	恶心和呕吐； 便秘； 嗜睡和精神错乱； 排尿困难； 胆道痉挛； 口干； 肌肉强直； 呼吸抑制； 心悸（在戒断综合征的情况下）	对于恶心、呕吐、困倦和精神错乱等副作用，长期服药后通常会产生耐受性； 大量饮水、增加纤维的摄取和做适量运动，可有效舒缓便秘的副作用； 切勿驾驶或操作机械，这种药物可能会让人感到困倦； 甲状腺功能衰退、呼吸功能受损、哮喘、肾或肝功能受损、前列腺肥大、低血压、阻塞或炎症性肠病，或重症肌无力患者慎用； 急性呼吸抑制、阻塞性气道疾病，或具有麻痹性肠梗阻风险的患者避免使用； 避免长期用药后突然停药

重要提醒：①应按照医师的指示服药，如果出现副作用，与医师充分交流沟通。②服用止痛药的患者应避免饮酒。③服用阿片类药物的患者突然停药可能会导致戒断症状。

45. 癌痛导致失眠怎么办？

失眠在肿瘤患者中很常见，当睡眠障碍与较高程度的心理痛苦同时发生，会增加肿瘤患者精神疾病和降低生活质量的风险。当肿瘤患者有失眠表现时，首先，需要排除非癌痛引起的失眠。此类失眠常由患者心理压力过大引起，可以通过调整睡眠环境（如选择更安静的房间、使用助眠的香薰等），改变睡前习惯（如减少睡前使用电子产品时间、避免睡前剧烈活动、睡前热水浴等），养成规律健康的睡眠生活习惯（如睡前冥想、早睡、避免熬夜等）改善失眠状况。

其次，若是癌痛造成的无法入眠，那么需要实施止痛方案，止痛要达到癌痛明显减轻或癌痛评分小于 3 分。

最后，有文献报道睡眠障碍与肠道微生态密切相关，镇痛期间联合服用肠道微生态制剂（如后生元）可有效改善睡眠状况。严重失眠影响到情绪，建议到心理或精神专科就诊。

46. 中医能缓解癌痛吗？

传统医学流传千年，为祖国医学发展做出了杰出贡献，深得民众喜爱，规范科学的中西医结合诊治方案对缓解癌痛是有帮助的。癌痛作为中晚期肿瘤患者的伴随症状，严重影响患者甚至家庭照顾者的生活质量。中医中药为民所爱，如外敷中药、中药熏蒸、中药离子导入、针刺疗法、穴位贴敷、穴位注射、内服药物等具有鲜明特色，是不可或缺的辅助镇痛疗法之一，与常规"三阶梯"止痛疗法联合应用，在一定程度上可减少止痛西药的剂量，增强止痛治疗效果。

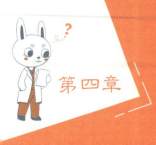

第四章

饮食相关问题

不同于正常人群，肿瘤患者在饮食结构、饮食偏好，甚至饮食分量等方面都有需要注意的地方。例如消化道肿瘤患者，建议少食多餐，酒精、腌肉等严格禁止，辛辣、高油等食物减少摄入。而血液肿瘤患者，由于疾病本身特点以及化疗原因，免疫力非常差，饮食需要高度的清洁、卫生。那么，肿瘤患者的日常生活中，在饮食方面需要注意哪些问题？市面上的某些补品、营养品真的有效吗？

47. 肿瘤患者能吃"发物"吗？

"发物"是中医理论和实践中常见的一个词，是基于药物的四气五味而形成的用药经验，也是中医"忌口"的代名词，包括一些药物及食物种类。不同的疾病、服用不同的中药甚至不同的中医，给出的"发物"名单可能不同，但富含营养、高蛋白的食物如鱼、虾、牛肉、羊肉、母鸡、鸡蛋、牛奶等，以及刺激性食物如椒、姜、蒜等往往位列"发物"名单。其原因可能与食物蛋白质过敏、引起消化道症状（如肠激惹），或与正在服用的其他中药成分有关。现代营养医学强调食物中的能量和营养素，**并不存在"发物"的概念**，肿瘤患者是否能吃上述"发物"取决于患者自身的营养状况和个体差异。

需要强调的是，肿瘤患者营养不良发生率高，进食量减少、消化功能差、体重下降快或体重低于正常值、骨骼肌减少、贫血等症状普遍，从增加能量和蛋白质摄入的角度，需要在膳食中增加富含蛋白质的食物（包括肉、蛋、奶等）改善营养不良状况。考虑患者个体差异，如果对这些"发物"中的蛋白质过敏，则需要避免。

48. 存在营养不良的患者吃太好会促进肿瘤生长吗？

不会。相反减少或停止营养支持，会使肿瘤细胞大肆掠夺正常组织细胞营养，进一步加快营养不良、组织器官受损、免疫功能下降，以致降低肿瘤患者生活质量，甚至加速患者死亡。合理的营养支持对改善营养状况、增强体质、提高治疗效果、改善生活质量及延长生存时间等都有积极作用，不能因担心营养素会喂养肿瘤而减少或停止合理的营养支持。不过，我们也不能因此就不管不顾，大量、过量摄入超出人体承受范围的营养素。例如，我们需要考虑糖对肿瘤的影响，此处的糖是指经过加工后的精制糖。将糖作为饮食的一部分少量添加是可以的，但摄入大量的糖可能会促进肿瘤细胞生长。

另一方面，高糖饮食会引起体内血糖升高，甚至出现胰岛素抵抗，对于有胰岛素抵抗的人群来说，高胰岛素水平会增加结直肠癌或其他实体肿瘤的风险。而且，高糖饮食会增加能量摄入，长时间能量摄入大于能量消耗，可能导致肿瘤患者超重或肥胖，尤其是体脂肪率增加。从肿瘤预防的角度来看，肥胖尤其是腹部肥胖与乳腺癌、结直肠癌、膀胱癌等肿瘤的发病风险增加相关。国外权威指南建议，应限制精制糖的摄入，女性每天不超过 20 ~ 25 g，男性每天不超过 35 ~ 40 g。需要注意的是，肿瘤患者在抗肿瘤治疗过程中因为食欲下降、厌食等，可能阶段性地喜欢白米粥、藕粉等高碳水化合物食物，此期间仍要增加食物多样性、增加高蛋白食物等。

49. 多喝汤可以为肿瘤患者补充营养吗？

很多肿瘤患者及其家属都认为炖的汤营养价值很高，所有的营养精华都在汤里，时常出现患者喝汤、家属吃肉的情况。事实上，食物的营养成分只有小部分会溶到汤里，并且还会受到盐浓度和熬炖时间的影响。汤里的主要成分是脂肪、嘌呤、维生素和无机盐，只有原料营养的 5% ~ 10%。患者需要的大部分营养物质（特别是蛋白质）都是在肉或菜里。如果经常喝这种高嘌呤的老火靓汤，还会诱发或加重痛风症状。值得注意和警惕的是，肿瘤患者若只通过喝汤补充营养，而不吃汤里精华——肉或菜，很可能导致蛋白质和能量双缺乏，进而引发或加重营养不良。当然，对于因疾病限制而只能进食流质饮食的患者，根据情况可以适量喝汤，但也不宜长期食用。患者一旦出现能量和蛋白质摄入不足，建议咨询营养师，在专业人士的指导建议下采用特殊医学用途配方食品（FSMP），其营养密度高，营养素齐全均衡，可作为肿瘤患者长期营养补充的选择。

50. 肿瘤的营养治疗就是吃保健品吗？

保健品在肿瘤治疗过程中发挥的是补充、辅助作用，但它不是也不可能是营养治疗的全部。肿瘤患者看到"保健品"三个字就盲目大量选择食用是不理智的行为。抗肿瘤治疗期间，任何膳食补充剂或保健品在使用前，都应咨询专业营养师或主管医师，不建议随意补充。例如，有文献报道肿瘤患者在化疗期间过量补充抗氧化维生素会增加肿瘤复发和死亡风险。肿瘤患者需要科学营养，这是非常系统的工程，不单纯是吃饭问题。肿瘤患者在抗肿瘤治疗期以及康复期如果出现营养素摄入不足，应在营养医师及临床医师指导下根据病情选择口服或管饲营养补充液和／或肠外营养支持治疗。

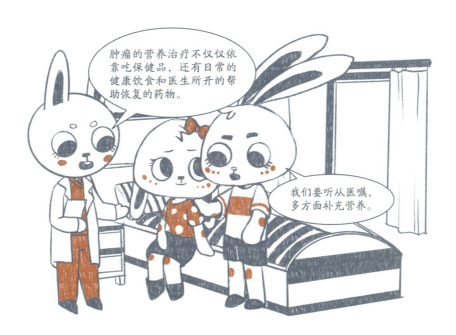

51. 肿瘤患者在治疗过程中能不能喝酒？

不能喝酒！首先，世界卫生组织早已把酒精列为一级致癌物。酒进入身体后会分解并产生乙醛，它能够直接与 DNA 结合，诱发基因突变。对于健康人群，乙醛的堆积会增加罹患多种癌症（口腔癌、食管癌、肝癌、乳腺癌、结直肠癌等）的风险，而对于治疗中的肿瘤患者，酒精诱发的"基因突变"很可能意味着耐药，还可能导致肿瘤扩散和复发。此外，酒精还可能降低药物疗效，导致肝脏负担加重，或增加未知的药物不良反应及副作用等。

52. 肿瘤患者可以通过打营养针替代饮食吗?

当肿瘤患者食欲下降，营养摄入不足的时候，有些患者和家属会认为静脉输营养液就能满足营养需要，不用勉强吃饭。但实际上，如果长时间不经口进食，会出现胃肠功能减弱、肠黏膜萎缩，引起肠道菌群紊乱、肠道微生态失衡、细菌移位等，从而导致患者免疫力下降，诱发细菌或病毒感染。肿瘤患者健康饮食应做到:

①推荐通过天然食物及肠内营养制剂来补充人体所需营养素，肠道微生态制剂调理肠道微生态；对于食欲不佳的患者，应首先考虑从日常膳食入手，调整饮食结构，促进食欲。

②如果日常膳食不能满足营养需要，可以考虑口服营养制剂补充；如特殊医学用途配方食品，其主要特点是营养密度高，很多都是全营养配方，营养均衡全面。特定疾病配方，能更好地满足不同疾病状态下患者的营养需要；蛋白

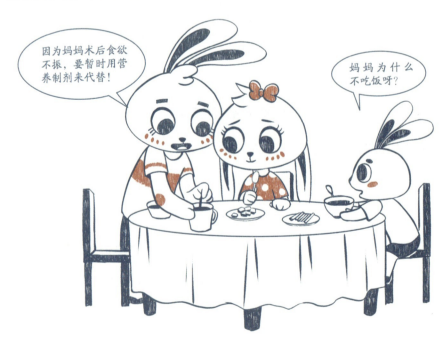

抗癌日常　康复有方

质预消化配方，可以更好地为消化吸收功能障碍的患者提供营养。

③如果患者经口服肠内营养制剂仍无法满足营养需求，或因疾病等各种原因导致无法经口进食，如术后、昏迷、肠梗阻等患者，可以考虑管饲和／或肠内／肠外营养，需要专业医师诊治。

④当消化道没有功能，或者管饲方式无法满足患者营养需求的时候，才会通过肠外如静脉途径进行全肠外营养为身体提供营养物质。

53. 肿瘤患者吃胎盘治疗或补充营养有用吗？

民间一直流行着食用人类胎盘的做法，不少人将胎盘视为"补品"，甚至"良药"。但是，胎盘的"功效"并没有获得科学证据的支持，而且还存在诸多安全隐患。人类胎盘属于医疗过程中产生的废弃物，不能保证它符合食品的安全及卫生要求。为了保持"活性"，一些人会选择生吃胎盘或进行冻干处理，但胎盘中可能携带细菌，当母体感染时，麻疹、乙肝、艾滋病、梅毒等病原体也可能进入胎盘。此外，有报道部分胎盘检出汞等重金属含量超标。考虑到伦理以及安全性等问题，早在 2015 年便将胎盘（紫河车）从《中华人民共和国药典》中剔除，目前也没有充分且明确的循证医学证据能够证明食用胎盘对人体有益。通过高价购买胎盘滋补身体，其性价比没有人们想象的好，且存在较大致病风险，实在是得不偿失。

54. 输注人血白蛋白能提高肿瘤患者的免疫力吗？

人血白蛋白可以补充人体需要的蛋白质，在身体严重缺乏蛋白质时，医生会根据医疗原则酌情建议患者输注人血白蛋白，从而间接提高患者免疫力，但并不是所有肿瘤患者都需要和适合输注。

首先，参与人体免疫反应的是免疫球蛋白，而不是人血白蛋白，白蛋白与免疫球蛋白分属不同种类，人血白蛋白并不是直接用来增强抵抗力的。人血白蛋白对肿瘤患者的作用只是短期内补充患者过低的白蛋白，纠正低蛋白血症，并不参与机体抗体的形成。它在人体内最重要的作用是增加血容量和维持血浆胶体渗透压。

其次，不规范、不合理输注人血白蛋白，不仅起不到提高免疫力的作用，甚至可能引起机体免疫力下降，这是因为白蛋白制剂中含有某些生物活性物质，如微量内毒素、血管舒缓素、微量 α1- 酸性糖蛋白等，这些物质可能对人体的免疫功能产生"干扰"作用。

最后，肿瘤患者对抗免疫力低下的正确方法是进行规范化的营养治疗，改善营养不良，纠正负氮平衡。可以多吃富含优质蛋白的食物，如鸡蛋、牛奶、

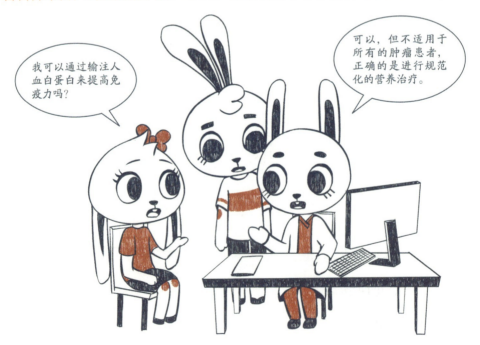

鱼肉、瘦牛肉、豆制品、猪里脊等，或在营养师或临床医师的指导下补充口服营养制剂，以此来改善营养状况，同时也能在一定程度上纠正低蛋白血症。

55. 肿瘤患者可以吃辛辣食物吗？

辛辣食物是指尖锐而强烈刺激性的食物，主要包括辣椒、胡椒、花椒、生姜等。很多人认为肿瘤患者忌食辛辣是因为这类食物于病情不利，甚至加速肿瘤生长，但这是缺少依据的。国内吃辣地区的部分肿瘤发病率、死亡率等方面并没有高于不吃辣地区，吃辣会刺激肿瘤生长加速更是没有科学依据。但临床医生通常会建议肿瘤患者忌辛辣，这主要是因为在抗肿瘤治疗过程中，辛辣食物对胃肠道黏膜有一定的刺激作用，而放化疗后肿瘤患者的胃肠道功能比较脆弱，辛辣食物可能会引起腹痛、腹胀、腹泻等不适。需要注意的是，很多辛辣食物例如火锅、烧烤、炸串等还有重油、重盐的共同点，会在一定程度上影响肿瘤患者的康复，所以建议不吃或少吃辛辣食物。

56. 肿瘤患者饮食是否需要少油、少盐？

肿瘤患者饮食是否需要少油、少盐，需要综合考虑患者的具体情况而定。患者病情处于某些特殊情况和/或场景，例如在化疗期间胃肠道副反应强烈，什么都不想吃、吃不下，此时可以适当放宽饮食限制，以患者主观感受为主要原则。而对于一般肿瘤患者，例如处于康复期的患者，建议少油、少盐，均衡饮食。少盐不是不放盐，少油也不是不放油，要控制好量。推荐每日食盐摄入量不超过 5 g，可使用定量的勺子，做到放盐量心中有数。此外，肿瘤患者需要补充机体必需的营养元素，而油脂中含有人体必需脂肪酸。建议使用植物油，如橄榄油、茶籽油、菜籽油、亚麻油、核桃油、大豆油、花生油、玉米油等，每日用量控制在 25 ~ 40 g（30 ~ 50 mL）。

57. 长期吃素更有利于肿瘤患者治疗吗？

肿瘤是消耗性疾病，合理的营养、强健的身体是对抗肿瘤的基石。没有证据表明，素食比荤素搭配饮食更有助于肿瘤治疗或降低患癌风险。大量研究证明，长期素食不仅不利于健康，甚至还会影响身体健康，纯素食生活方式会导致患心脑血管疾病如血栓、动脉粥样硬化、脑卒中、心梗等风险大幅度增加。

此外，常年吃素的老年人患胆囊疾病的风险也会大大增加。对于肿瘤患者而言，受肿瘤本身高消耗、放化疗等抗肿瘤治疗引起的进食受限，以及胃肠道功能受损等因素影响，其营养不良的发生率较高，约 20% 以上的肿瘤患者死于营养不良及其并发症。肉类并不是洪水猛兽，它们含有丰富的优质蛋白质、B 族维生素，以及各种微量元素。因此，肿瘤患者不能盲目地限制饮食，

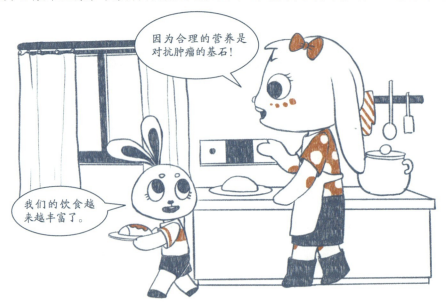

甚至一味地选择素食。建议选择鱼肉、鸡肉和鸭肉等饱和脂肪酸含量较少的肉类品种。对于化疗后贫血的肿瘤患者，畜肉类也是很好的补血食物，如猪瘦肉、牛肉和猪肝等。在食用量上，根据患者胃肠道吸收情况，建议肉类、鱼类等动物性食物摄入量每日120 ~ 200 g。

58. 花生衣、五红汤等能帮助肿瘤患者提升血常规吗？

骨髓抑制是化疗药物常见的毒性反应。化疗药物的作用机制是杀伤体内增殖旺盛的细胞，而骨髓造血细胞同样增殖活跃，所以容易受到攻击，出现无法有效造血，进而导致白细胞、红细胞或血小板减少，临床称之为"骨髓抑制"。如何通过饮食提升血常规是骨髓抑制患者普遍关心的问题。花生衣又称花生皮，指花生种子外表面的那层紫红色种皮。五红汤是一道有名的食疗方，指红枣、红豆、红花生、红糖、枸杞五味红色食物共同熬制的养生滋补汤。对于花生衣、五红汤等是否能帮助直接提升血常规的说法，目前尚缺乏循证医学证据支持。肿瘤患者的饮食问题，重要的并不是某一种食物的摄入，而是合理膳食、均衡营养。在均衡营养的基础上，适量增加富含优质蛋白质的食物，如蛋类、奶类、鸡肉鱼肉等白肉。针对贫血患者，可以通过摄入含铁丰富的食物进行补充，如动物肝脏、动物血、大枣、新鲜水果、适当补充叶酸及保证新鲜绿叶蔬菜摄入。

59. 肿瘤患者如何自测营养状态是否正常？

对正在接受抗肿瘤治疗的患者而言，维持健康的营养状态并非易事，尤其当出现抗肿瘤相关不良反应或因肿瘤而导致躯体不适的时候。在肿瘤治疗过程中，可能需要改变饮食，抵御肿瘤本身或手术、放疗、化疗、免疫治疗等诸多抗肿瘤治疗对机体的影响。一般来说，医护人员或临床营养师会通过营养风险筛查量表（NRS 2002）对患者进行营养风险筛查，患者也可以进行自我营养检测，以早期发现营养不良。

以下是患者需要关注的关键点：①体质指数（BMI）< 18.5 kg/m²[BMI=体重（kg）／身高²（m²）]，非人为因素体重下降 > 10%，或者 3 个月内体重下降 > 5%；②体力下降明显；③出现严重口腔溃疡或口周疱疹或带状疱疹；④双下肢浮肿；⑤总喜欢卧床，懒得下床；⑥经常感冒发热。以上情况需要高度关注，常常预示有营养不良的存在，应尽早通过专业临床营养师进行营养评估。患者还可以通过如下表格自行评定膳食营养是否达标，得分 5 分表明营养摄入正常；得分 4 分，体重稳定、食欲正常、精力饱满，可以继续保持；得分小于 3 分，就是非常严重的营养摄入不足了，甚至已经发生营养不良了。

饮食状态	实际摄入量（Kcal）	占正常需求百分比	得分
清流食为主，无肉、缺油	<300	<25%	1 分
三餐半流食，无肉、缺油	300~600	25%~50%	2 分
一餐正常，两餐半流食，基本无肉、少油	600~900	50%~75%	3 分
两餐正常，一餐半流食，少肉、少油	900~1200	75%~100%	4 分
三餐正常，主食、肉蛋、油脂充足	1200~1500	≥ 100%	5 分

肿瘤患者发生营养不良时，应尽快到医院的临床营养科找专业营养医师。临床营养科的服务对象包括各种原发或继发原因导致的营养不良，而住院患者，可以请临床营养科会诊，进行营养干预治疗及膳食指导。

60. 免疫力低下的肿瘤患者在饮食方面有哪些注意事项？

免疫系统可以防止外界病原体入侵，在病原体或有害物质侵入体内后，人体的免疫系统也可以起到很好的清除作用。在放疗、化疗等抗肿瘤治疗过程中，患者因骨髓抑制导致免疫细胞数量下降，免疫力降低，此时应该及时调整饮食习惯，做到营养均衡，适当补充优质蛋白质，如白肉（鱼肉、家禽肉）、奶类、蛋类、豆制品，补充足量水分，进食纤维素及维生素矿物质丰富的食物，如新鲜蔬菜水果等。这些食物可以有效提高人体的胃肠道运动，激活胃中的各种酶类，促进人体对食物中营养物质的吸收；同时促进胃肠道的蠕动，帮助排泄代谢，保护胃黏膜，减少外界因素对胃肠道的刺激。同时进行适量、合理的运动，可以有效提高人体免疫力，增加自身活力。

61. 腹泻的肿瘤患者有哪些饮食基本原则？

肿瘤患者腹泻一般可分为几个原因。①肿瘤本身导致腹泻：肠道肿瘤、胰腺癌、肝癌等消化系统肿瘤本身引起；②放疗导致腹泻：腹部放疗引起的放射性小肠炎、盆腔放疗引起的放射性直肠炎；③手术导致腹泻：胰腺癌切除术后，胰腺外分泌消化酶不足，可引起消化不良性腹泻；④化疗药物和其他药物导致腹泻：某些抗肿瘤药物如氟尿嘧啶和抗生素都可能引起腹泻。此外，肿瘤患者肠道免疫功能下降，不慎进食受到细菌污染的食物，很容易引起食物中毒性腹泻。所以，肿瘤患者腹泻时应注意以下几个饮食规则：

①建议多饮温开水，补充适量电解质和矿物质。饮水虽然不能止泻，但可以补充腹泻流失的液体，大多数腹泻的患者每天需要补充 2000 ~ 3000 mL 液体，口服电解质水冲剂对大多数腹泻患者来说是不错的选择。

②腹泻患者应**少食多餐**，减轻胃肠负担，建议每天6～8餐，每餐分量少一点，选择软食且易消化吸收的食物。

③食用高钾、高钠、低纤维的食物，**限制或避免会让腹泻更加严重的食物或饮料**，如酒精及含酒精的饮料，避免喝可乐、咖啡、浓茶等含咖啡因的饮料，避免食用辛辣、油腻或油炸的食物，减少食用任何可能引起胀气的食物，例如高淀粉类食物（如红薯、土豆等）。

62. 吃什么可以改善肿瘤患者便秘？

肿瘤患者在治疗过程中出现便秘情况，可能的原因有：①使用化疗药物。常用的某些化疗药物如长春新碱类具有神经毒性，引起胃肠道平滑肌应激性下降，使胃肠道蠕动减弱；②使用止呕药物。常规使用5-HT3受体拮抗剂，可能抑制肠蠕动引起便秘；③阿片类止痛药物。例如吗啡会抑制消化道的平滑肌，延长胃排空时间，肠蠕动减弱导致便秘；④饮食因素。化疗或晚期维持阶段都会引起肿瘤患者食欲降低，食物残渣不够多，就无法产生足够的粪便容量和液化食糜，食糜通过回肠速度减慢，从而引起便秘。便秘的治疗以缓解症状、恢复正常的肠道动力和排便功能为目的，包括生活方式的调整、药物治疗和手术治疗。

①**均衡饮食，多进食膳食纤维丰富的食物**：补充足量膳食纤维是功能型便秘的首选治疗方法，能改变粪便性状、促进肠道蠕动从而容易排出。推荐每天摄入300～500g新鲜蔬菜，深色蔬菜须占一半以上；每天摄入200～300g水果，高纤维的水果主要包括西梅、火龙果、树莓、梨、带皮苹果、香蕉、橘子和草莓等；富含纤维的蔬菜有豌豆、西蓝花、萝卜、芹菜、甜玉米等。同

时，建议食用粗粮，如麦麸、藜麦、燕麦、糙米、全麦面包等。推荐每日摄入 25 ~ 35 g 膳食纤维，且应在几周内缓慢增加，如果突然摄入过多，可能导致腹胀和嗳气。

②**多饮水**：每日饮水量至少 1500 ~ 2000 mL，能增加粪便中的含水量，使粪便松软，排出更容易。

③**适量运动**：运动可以帮助增加肠道肌肉的活动，对于卧床、运动量少的老年患者益处更大。

④**建立良好的排便习惯**：每日定时排便，如清晨或餐后 2 小时，不要抑制便意，且排便时保持注意力集中，减少外界因素干扰。

⑤**保持心情愉悦和良好睡眠**：尽量释放生活及工作上的压力。

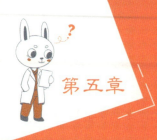

第五章

运动相关问题

运动能够增强心肺功能，改善血液循环系统、呼吸系统、消化系统的功能状况，提高机体免疫力。然而对于肿瘤患者而言，运动处于比较尴尬的地位，很多患者担心运动会消耗体能，进而降低免疫功能，也有人担心户外活动容易增加感冒的发生概率，还有人担心运动会导致癌症转移。其实，运动是肿瘤患者康复过程中最重要的环节之一，科学、适度的运动可促进患者的康复。那么，出院后什么时候适宜运动？不同的肿瘤患者如何科学运动？运动前、运动时和运动后需要注意哪些问题？这一章我们详细谈谈运动的那些事。

63. 运动会导致或加速癌症复发吗？

部分肿瘤患者出院后害怕癌症复发，完全不运动或不敢运动，实际上是不可取的。**运动作为一种养生保健方法，是肿瘤患者治疗及康复过程中必不可少且不可忽视的重要环节**。肿瘤患者在医院接受正规治疗结束出院后，保持合理、适度的运动有助于改善不良情绪，转移注意力，保持良好的心态，减少抑郁的发生。同时，适度的运动能改善机体的新陈代谢，提高身体的免疫力，有助于降低放化疗带来的不良反应，减少手术带来的并发症。此外，运动还有助于改善患者整体状况，从而延缓癌症复发和转移，延长生存期。

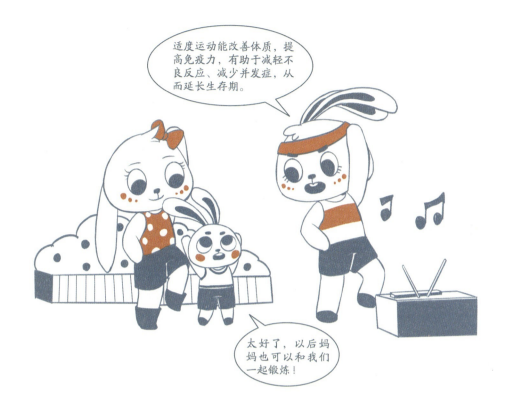

64. 肿瘤患者出院后可以"积极"运动吗?

出于对康复发自内心的渴望,有的肿瘤患者在运动时自行"加码",增加运动强度。但是受到肿瘤长期折磨的患者,体质普遍偏弱,高强度运动会加剧机体能量的损耗,导致患者心力交瘁。因此,肿瘤患者出院后的运动原则应量力而为,切不可盲目运动。如果运动方式选择不当,例如运动量过大,或运动时间过长,甚至剧烈运动,对人体消耗较大,使身体疲惫,会进一步透支长期治疗后虚弱的身体而不利于癌症的控制,容易导致癌症复发。所以,肿瘤患者出院后,建议在专业医师的指导下,制定个性化运动计划,坚持循序渐进的原则,以促进身体状况的好转,改善病情,为肿瘤康复打下良好基础。

65. 不同的肿瘤患者如何科学运动？

不同的肿瘤患者，出院后的运动项目及锻炼强度、运动效果等都有所不同，不应盲目追求某一项运动。

①对于接受放疗、化疗后出院的肿瘤患者，其全身状况可能较治疗前虚弱，此时可在家属陪同下选择低强度、短时间的运动，如散步、快步走、健身操等。同时控制运动的频率及每次运动的时间，以5～6次/周，每次30分钟左右为宜。若运动过程中心率明显增快，出现心慌、胸闷等不适时，应及时降低运动强度及持续时间。

②对于卧床不起的肿瘤患者，家属要帮助其运动，每隔2～3个小时翻身拍背，适当的对患侧肢体肌肉按摩。还可协助患者做脚背屈膝运动等，既可防止血栓等术后并发症，也可减轻身体不适，增强抵抗力，改善失眠和疲乏等症状，还能疏导不良的情绪。

③对于呼吸系统受损的肿瘤患者，可以通过腹式呼吸来恢复或增强肺部的功能。

④对于运动系统受损的肿瘤患者，如截肢手术的患者，术后锻炼可以帮助其适应新的运动和生活方式，维持健侧肢体功能、补偿患侧功能。

⑤对于恢复期的肿瘤患者，当身体功能逐渐好转，可根据自身情况提高运动强度，增加运动量，但不能操之过急。适当的运动量配合健康的饮食，能够帮助恢复身体功能，保持健康体重，提高生活质量，降低复发风险。体能较好、活动自由的肿瘤患者，主要推荐散步，散步的运动量不大，且简单易行，不受时间、空间等条件限制，此外，做操、跳舞、游泳、打乒乓球、打太极操也比较适合。

66. 运动前、运动时、运动后有哪些注意事项?

运动前:建议由主管医生进行全面评估,测试体力、检查心肺功能,通过身体状况判断是否能运动,以及运动的强度。开始运动前,应进行 5 ~ 10 分钟准备活动和放松活动,使心率变化适应运动强度变化,避免运动后出现不适反应。

运动时:应循序渐进,先选择低强度的运动,每次运动约 5 ~ 10 分钟,稍微出汗即可。身体适应后,再逐步增加运动强度、延长运动时间。肿瘤患者不宜参加剧烈运动,**运动时宜将目标心率定在最大心率的 50% ~ 70%**,即(220- 年龄)× 最大心率。如果能适应这个强度,再延长运动时间到 30 分钟即可。宜将运动安排在早晨或下午进行,不宜在饱餐后或饥饿时。频率可以

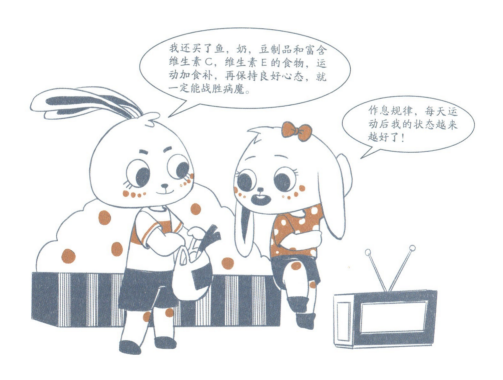

每周 3 ~ 4 次，或隔日进行。体质较好者，也可坚持每天运动。运动环境宜选在公园、草地、林间等空气新鲜和环境清静处。天气过冷、过热或刮风下雨，应适当减少户外运动。还要注意的是，户外运动最好有家属陪伴，并注意及时补充水分，避免机体脱水。

运动后：如果运动后自我感觉精神抖擞、心情愉快、睡眠及食欲好，没有心悸、气短等情形，虽有疲劳感，但经休息后可恢复正常，说明运动量适宜，可以保持这个运动强度。如果运动后感到异常疲劳，饮食、睡眠均欠佳，经休息后仍感周身无力，甚至对运动产生厌倦感，说明运动量过大，应实时予以调整，减至合适的运动量。

67. 肿瘤患者出院后多长时间开始运动？

实际上，肿瘤患者的运动可以贯穿整个治疗过程中，出院后运动获取的收益最大。因此，大多数肿瘤患者在条件允许的情况下，应尽早开展规律合理的运动。尤其是在术后恢复期，应结合自身病情，依据术后恢复、伤口愈合以及患者自身体质等情况综合考虑，越早锻炼对身体越好。但对于手术创伤较大，术后体力明显下降的肿瘤患者，出院后不宜过早运动，先在床上练习肢体运动和翻身动作即可。

68. 哪些肿瘤患者要减少运动？

对于一些特殊的癌种，以肢端型恶性黑色素瘤患者为例，患者多为接受外科扩大切除及取皮植皮，即便在出院后，也应尽量注意让患侧肢体减少运动，避免植皮区存活欠佳、取皮区经久不愈等情况发生。此外，对于晚期肿瘤患者，身体较为虚弱或卧床时间较长者，建议减少运动。

69. 哪些肿瘤患者不建议运动？

对于全身多发骨转移、骨质破坏明显、胸腹水、心包积液、呼吸困难、血栓形成等基础状况不佳的肿瘤患者，即便在出院后，也禁止进行运动锻炼。

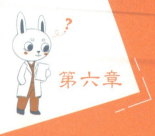

第六章

睡眠相关问题

良好的睡眠是维持人体各项功能正常运转的重要条件。肿瘤患者非常容易出现睡眠障碍，在癌症人群中自发报告的睡眠障碍患病率高达 30%～50%，国内有研究显示，在包括各种类型和阶段的肿瘤患者中，睡眠障碍的发生率为 26.54%。其主要的表现为难以入睡、睡不深、睡不实、多梦、半夜醒来后难以再入睡。睡眠障碍直接影响到患者的生活质量、疾病的治疗和康复。如何治疗睡眠障碍？服用药物有效吗？本章介绍一些"小技巧"助您安然入眠，美梦相伴。

70. 为什么会出现睡眠障碍？

肿瘤患者发生睡眠障碍的概率要比普通人群高很多，癌症人群自发报告的睡眠障碍患病率高达 30%～50%。睡眠障碍可以作为肿瘤患者的一种心理反应，早期通过一段时间的调整后就会逐渐消失，但部分肿瘤患者的睡眠障碍将长期伴随。导致睡眠障碍的因素包括易感因素、诱发因素、维持因素。易感因素由患者的遗传因素导致，包括失眠家族史、身体高觉醒状态、焦虑性格等，即没有诱发因素，本身就容易失眠。诱发因素是指诱发失眠的事件，如患者担心癌症复发，或因癌症疼痛，或因治疗后出现的各种不适症状，或生活环境改变等诱发失眠。维持因素是指失眠以后患者所采用的不良应对方法，如担心失眠不利于身体，晚上提前上床睡觉，早晨推迟起床时间，或白天过多补觉、饮酒助眠等。

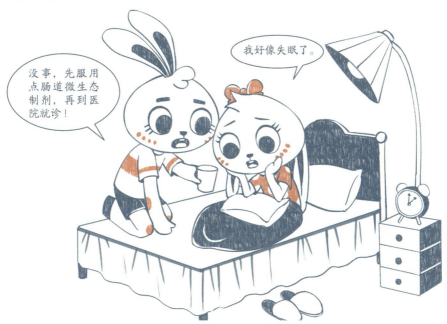

71. 睡眠障碍有哪些表现形式?

肿瘤患者的睡眠障碍主要表现为失眠，即患者对睡眠时间或质量不满足并影响白天社会功能的一种主观体验。失眠往往引起患者不同程度的感到躯体困乏、精神萎靡、注意力减退、思考困难、反应迟钝。临床上失眠患者的具体表现为：①入睡困难，睡眠潜伏期延长，超过30分钟还不能入睡。②睡眠维持困难，觉醒次数和觉醒持续时间增多，一周大于3次，表现为早醒。③睡眠质量下降，睡眠浅、多梦。④总睡眠时间缩短，通常少于6小时。⑤日间瞌睡增多或感觉疲倦，注意力或记忆力下降，或情绪不稳、易怒。⑥即使有很好的睡眠条件、充裕的睡眠时间、良好的睡眠环境，但还是睡不好。

72. 睡不着就是身体不行了吗?

有些肿瘤患者晚上睡不好,一晚上只睡两三个小时,便认为身体肯定会变差,身体差了就可能导致癌症复发,一想到各种后果,就十分恐惧、焦虑,失眠也越来越严重。随着睡眠障碍的加剧,患者常常陷入一种因失眠而焦虑,越焦虑越失眠的恶性循环。其实,肿瘤患者不要纠结一晚上睡几个小时。**睡眠重在质量而非时长**,成年人每天睡 6 ~ 8 小时为宜,老年人睡 5 ~ 6 小时。中午打个盹,睡30分钟到1个小时即可。就算没有睡到这么长的时间,或偶尔睡不着,对身体也没什么影响,患者不要把失眠后果"灾难化"并产生挫败感,不要因此就认为身体不行了。生活中无须过度关注睡眠,只需要保持自然入睡,以减少对失眠的恐惧和焦虑。

73. 失眠出现时如何有效自我调整?

认知疗法和行为疗法对失眠患者有效。

①对于肿瘤患者而言,需要重新认识并建立一个新的条件反射:床 = 睡觉。一定要有了倦意才上床睡觉,不要认为自己是肿瘤患者,整天就应该躺在床上休息,应尽量减少卧床时间,也不要在床上阅读、看电视、吃饭等。

②学会控制与纠正各种影响睡眠的行为,可以听轻音乐,营造舒适、安静、温度适宜的睡眠环境。

③固定起床时间,每天准时起床,有助于身体建立持久连续的睡眠节律,不要刻意地在白天补充瞌睡。

④每天适度运动,可以散步、瑜伽,均衡摄入营养饮食,避免在下午、晚上饮茶或用酒精助眠。

⑤出现睡眠紧张和挫败感时，尝试物理治疗（经颅磁刺激治疗等），或按摩百会穴，用十指梳理头皮，以及进行腹式呼吸训练和肌肉放松训练等。

74. 自我调整后还是睡不着，求助心理医生有用吗？

肿瘤患者偶尔出现失眠对身心没有太大影响，可以通过自我调节缓解，如果是长期失眠则需要引起重视，求助专业心理医生的帮助。但是，进行心理咨询并非找医生开点安眠药。

临床上，治疗肿瘤患者的睡眠障碍，首先是**针对原发病的治疗，遵守癌症治疗原则**。在抗癌治疗的同时，对睡眠障碍给予必要的处理，针对不同的情况制订不同的措施，以达到症状缓解，保持正常睡眠结构，恢复社会功能和提高生活质量的治疗目标。不论睡眠障碍的病因是什么，积极地治疗睡眠障碍可以缓解躯体疾病或症状。例如，癌症疼痛是肿瘤患者产生失眠的重要原因，积极治疗患者的疼痛，有助于改善睡眠障碍。有些肿瘤患者因焦虑癌症复发而出现了失眠，此时应在抗焦虑治疗的同时再应用助眠药物。

75. 治疗失眠的药物有哪些？

临床上，治疗失眠一般选择非苯二氮卓类药物，如右佐匹克隆、佐匹克隆、唑吡坦、扎来普隆等作为一线药物。而焦虑是肿瘤患者常见的症状，容易影响睡眠，因此，伴有焦虑的睡眠障碍患者常用苯二氮卓类药物，比如艾司唑仑、地西泮、劳拉西泮、阿普唑仑等抗焦虑治疗的同时改善睡眠。而伴有抑郁情绪或疼痛的睡眠障碍患者，应在抗癌治疗的同时，使用有助于镇静催眠作用的抗抑郁药物，如米氮平等。重要提示，**睡眠障碍的肿瘤患者如何应用助眠药物，必须在**

专业医生指导下进行。

76. 长期服用助眠药物会不会成瘾？

有的肿瘤患者担心长期服用助眠药物会成瘾，即便医生说明了使用剂量，也常常减量服用。这样做是完全没有必要的。其实，只要规范使用助眠药物，掌握用药原则，是不会上瘾的。例如，助眠药一般从小剂量开始，起效后不要轻易调整药物剂量。再如，预期入睡困难时，可在上床前 5 ~ 10 分钟服用，或上床 30 分后还是不能入睡时服用。另一个用药误区是：失眠严重了就需要加药，失眠好些了就可以停药。是否加药，是加半颗还是一颗，何时停药，是减半颗还是减 1/4 颗，这些都是有讲究的，需要在专业医生指导下进行，不能盲目自行增减剂量，更不能突然停药。

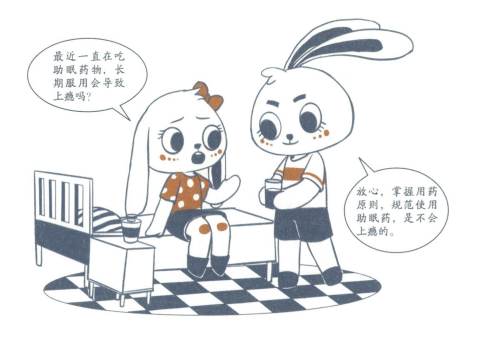

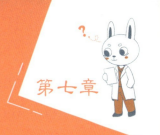

第七章

心理和社会相关问题

否认、愤怒、妥协、焦虑和抑郁、被迫接受，在罹患肿瘤后，患者通常会经历这五个阶段。无论处于哪个阶段，患者心理都非常脆弱，甚至会做出一些极端行为，有必要开展心理疏导和危机干预。此外，因为罹患肿瘤，很多患者会担心遭受旁人"有色眼镜"看待。那么，肿瘤患者应该如何面对心理和社会相关问题？肿瘤患者在承受身体折磨和心理压力的同时，家属也同样备受煎熬。家属承受着怎样心理压力？如何面对家人患癌？是否应该告知患者本人病情？这些问题需要答案。

77. 常见的心理问题有哪些？

不同阶段肿瘤患者的心理反应各有不同，一般会经历否认期、愤怒期、妥协期、抑郁期、接受期五个时期。在诊断初期阶段，患者往往会表现出否认和震惊，即不相信自己会患肿瘤。接下来，患者会产生焦虑、抑郁、紧张、恐惧，出现食欲下降、睡眠障碍等问题，有些患者会产生轻生的念头，出现自伤、自杀行为，或精神、行为、性格异常。在治疗阶段，患者可能会产生不同的身心反应，例如对治疗缺乏信心，治疗产生的不良反应带来的各种身体不适或担心疾病的治疗效果。在肿瘤复发阶段，患者对治疗的信任感明显降低，因有着强烈的对生命的渴求和希望，常常病急乱投医。在临终阶段，患者常见的情绪反应是恐惧和绝望，表现出对生命的留念，或者对治疗丧失信心而出现消极的念头和行为。

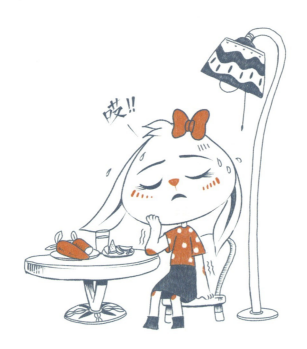

78. 心理状态对癌症康复治疗有什么影响？

肿瘤患者的心理状态是一把双刃剑，**良好的情绪就像一剂特效药，对癌细胞具有强大杀伤力**，而如果任由消极情绪滋长，则会影响癌症的治疗效果。

首先，消极情绪使肿瘤患者抗癌不积极，不主动配合医护人员的治疗，从而延迟或耽误有效的抗癌综合治疗，失去确诊后的早期、中期有利治疗时机，使原本有效的治疗措施不能发挥作用。

其次，消极情绪还可能使患者饮食锐减，因营养不良而迅速消瘦，抵抗力下降。

最后，消极情绪会让患者错误地认为癌症是不治之症，采取听天由命，任其发展的态度。临床医生在长期实践中发现，情绪乐观的患者癌症复发率低、生存期长，而情绪悲观的患者癌症复发率高、生存期短。此外，有相当一部分预后不良的癌症，究其原因并非疾病本身，而是患者心理出了问题。

79. 该如何面对自己患癌的事实？

不幸被确诊为癌症，有的患者惶恐不安，吃不下睡不好，感觉非常无助；有的患者希望用上最好的药物、最好的治疗手段，尽快把癌细胞杀死。其实，这些都是不正常的心理状态，正确的状态是保持积极的态度，认识**癌症是一种慢性病且可控可治**。诊断阶段，患者首先要及时调整好心态，不过度揣测，不胡思乱想，不怨天尤人。治疗阶段，积极配合医生治疗，谨遵医嘱，养成固定、良好的生活习惯，多与家属、好友交流，缓解内心焦躁和不安。康复阶段，加强癌症康复训练，积极参加社会活动。患者可以试着如"禅师"一般，平静心情，平和心态，让生活节奏慢下来，听音乐、看电影、到公园走一走，用心去感受细致的生活。始终保持良好的心理状态，保证充足的睡眠、营养，才能够增强自身抗癌能力，利于肿瘤的治疗与康复。

80. 肿瘤患者如何保持良好的心态？

肿瘤患者要保持良好的心态，保持思想放松，正确地看待和治疗肿瘤：

①改变认知，明确"癌症≠死亡"，世界卫生组织提出，三分之一的癌症可以预防，三分之一的癌症可以治愈，三分之一的癌症可以运用现有的医疗措施延长生命、减轻痛苦、改善生活质量。

②尽可能将不良情绪宣泄出来，不要在沉默中挣扎，要主动寻求家庭、朋友、医生等社会支持。

③自己要有意识地进行心理调节，如深呼吸放松、太极、瑜伽、冥想、养生气功、体育锻炼等，这些都是调节心理的良好方式，可有效克服恐惧和不安心理。

④在心理痛苦无法自己摆脱时，主动寻求心理医生帮助，现有心理治疗方法、技术和药物，对改善焦虑、抑郁、失眠等负面情绪症状是非常有效的。

⑤睡眠障碍对健康的影响非常大，要让心理医生找出导致失眠的真正原因，进行针对性治疗。

⑥不要以为是自己的行为造成了癌症而责怪自己，就算因为抽烟或其他行为增加了患癌的风险，也要明白现在责备也无济于事。

⑦用"过好每一天"的态度来应对癌症，努力让自己的内心活在当下，不

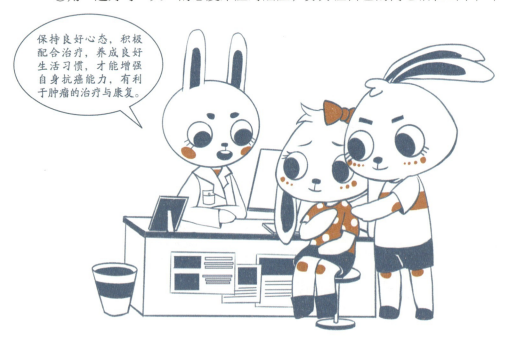

保持良好心态，积极配合治疗，养成良好生活习惯，才能增强自身抗癌能力，有利于肿瘤的治疗与康复。

抗癌日常　康复有方

后悔昨天也不忧虑明天，只有将今天活好才是最真实最重要的。

⑧尊重、信任主管医生，坚持在治疗过程中与其合作，了解治疗方式及效果并做好准备。

⑨不要对家属隐瞒身体或心理状况，让最亲近的人陪伴，共同讨论治疗方案。

81. 如何避免肿瘤患者病急乱投医?

不少肿瘤患者在确诊后，随意听信民间偏方，不仅延误病情还可能导致病情恶化。肿瘤患者不妨学做一名"药师"，掌握一些基本的医药知识，例如了解自己服用药物的药性、药效等，学习如何处理副作用。对于服用中药治疗的患者也应该了解如何煎药，服用方法，服用药物期间是否可以配合食疗等问题。患者一定要在专业医生的指导下合理用药。

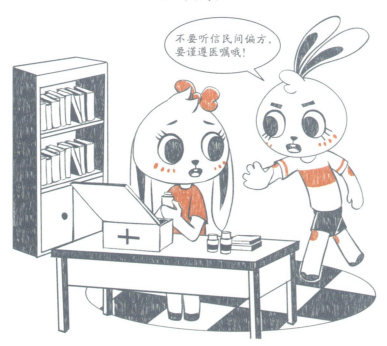

82. 患了癌症就可以"躺平"吗？

医生常建议肿瘤患者好好休息，但好好休息不等于整天躺在床上，饭来张口，衣来伸手。什么也不做有悖养生之道。医生说的"好好休息"，指的是肿瘤患者应该遵循合理的作息时间，在力所能及的前提下工作、做家务，或合理安排运动时间和运动方式，保持轻松愉快的心情，促进身体康复。

83. 肿瘤患者家属承受着哪些心理压力？

癌症严重威胁着人类健康，除了让患者遭受身体、精神上的痛苦外，也给患者家属带来巨大的心理压力。当得知至亲患癌，有些家属精神崩溃不知该怎样去面对；有些因长期照顾患者而身心俱疲；有些强装笑颜隐瞒病情，选择独自承受压力；有些在面对支付治疗费用时感到困难，纠结是否继续治疗；也有些家属在目睹患者承受治疗的痛苦及生命的消亡后，困在负面情绪里无法自拔……总之，肿瘤患者家属一方面承受着不良情绪的困扰，另一方面承担着患者的生活照顾、精神抚慰、治疗费用支付、未知的治疗效果、匮乏的护理经验以及繁重的自身工作等诸多压力。

84. 肿瘤患者家属会产生哪些心理状态？

面对上述精神压力，不少肿瘤患者家属会产生无助、恐惧、抑郁、焦虑、失眠等心理不适，而这些心理不适如果得不到及时疏导缓解，会导致严重的心理问题。除了影响家属自身的心理和身体健康，负面情绪还会蔓延开来，波及肿瘤患者，影响其生活的状态及治疗的效果。因此，**肿瘤患者家属的心理状态也应得到足够的关注和重视**。

85. 肿瘤患者家属应如何面对至亲患癌？

作为肿瘤患者的家属，一旦得知亲人特别是至亲患癌，往往不知所措，甚至悲痛欲绝。这种意料之外的不幸所导致的悲痛心情是完全可以理解的。生老病死是自然规律，人类没办法改变这个现实，只有慢慢学会接受。

首先，家属要树立正确的认知，即癌症≠绝症≠死亡。

其次，家属应与临床医生充分沟通，尽可能详细地了解患者病情的严重程度、治疗措施，可能产生的毒副反应，以及预后情况，配合医生选择最佳治疗方案，有效控制病情。

再次，要及时调整自己的状态，把积极乐观的一面传递给患癌亲人，给予心理抚慰，帮助他们积极抗癌。

最后，通过专业、正规渠道学习与疾病相关的治疗、康复知识，减轻焦虑恐惧等负性情绪，这样不仅能够给予患者科学、客观的疾病信息，还能提高自己和患者合力抗癌的信心。

86. 家属该怎样告知患者病情？

肿瘤患者有疾病的知情权。如果家属因担心患者知道实情后承受不了打击，或顾虑可能造成患者悲观轻生等后果而"遮遮掩掩""躲躲闪闪"，更容易让患者胡乱猜忌，引起或加重其疑虑与不安，影响肿瘤治疗效果。事实上，绝大多数肿瘤患者在知情后即便有短暂的异常，最终也能回归理智、正确对待肿瘤。不过，什么时候告知，以何种方式告知，需要一定的技巧。

首先，患者家属十分了解患者的生活背景、性格特征与心理承受能力，因此，也最能决定如何坦露病情真相。

其次，建议家属与医护人员一起，在恰当的时机，巧妙地、逐步地向患者传递真实的病情信息。但一定要注意灵活掌握分寸与节奏，最好使患者在不知不觉中接受现实。这样做利于患者对自身疾病产生足够的思想准备，不再疑神疑鬼，也利于患者主动配合医护人员进行治疗，促进病情好转或康复。

87. 家属如何帮助患者树立抗癌信心？

调节安抚患者心态、给予衣食住行保障、帮助患者勇敢抗癌等，家属需要做的事情非常多。常言道，陪伴是最温暖的存在，家属要尽可能多地陪伴患者，使其充分感受家庭与亲人的体贴，增强与疾病作斗争的信心，重燃生命的希望。尤其在疾病进展阶段，当患者对治疗前景悲观时，家属一定要给予更多的关怀、鼓励和陪伴。此外，家属还可以与患者一起加入相关癌症康复组织，参加抗癌活动等，在潜移默化中培养乐观心态和树立抗癌信心。

88. 家属如何疏导肿瘤患者的不良情绪？

肿瘤患者确诊后，心理、性格会发生较大变化，消极、易怒，甚至刁难医护人员，对家人的照顾也百般挑剔，有些患者还会出现恐惧、焦虑，甚至情绪失控。作为家属，要明白这些变化是由罹患肿瘤导致的不良心理状态，应及时给予患者包容、关爱理解，积极疏导其负面情绪，尽量满足患者的合理要求。同时，也要及时将患者的不良症状告知主管医生，以便接受更加科学合理的治疗。对于悲观绝望的肿瘤患者，家属更要积极、主动地与之交流谈心，树立信心，鼓励他们参与力所能及的文体活动，助其融入集体，回归社会。

89. 肿瘤患者家属如何调适自己的不良情绪？

情绪的调节需要有一个过程，过程中要允许自己有情绪的波动，不要给自己太大的心理压力。

①作为家属，要深刻认识到肿瘤的治疗和康复是一场"持久战"，在照顾患者的同时需兼顾自己的体能，只有把自身各方面调节到最佳状态，才能给肿瘤患者提供最大的心理和物质支持。

②坦然面对亲人患癌的事实，调整心态，积极勇敢地与患者一同抗癌；也可适当地向朋友倾诉，减轻压力。

③必要时可以寻求帮助，例如参加肿瘤患者家属互助座谈会，也可以接受心理辅导或者心理咨询。

④与患者一起完成一些许久未能实现的小心愿，例如在患者身体允许的情况下，一起看电影、旅游等，让生活充满生机，也不给生命留下遗憾。

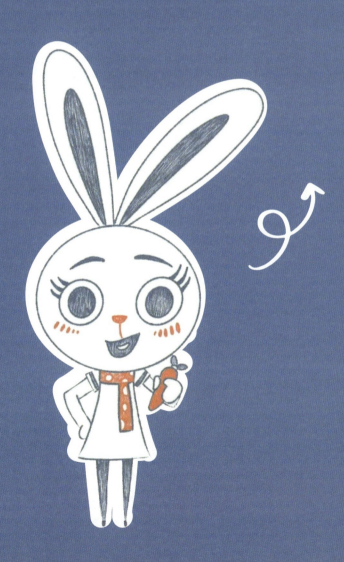

Common
Cancer
Rehabilitation
Recommendations

常见肿瘤康复建议

●常见肿瘤康复建议●•---------------

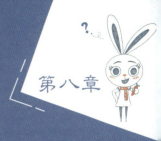

第八章

肺癌相关问题

肺癌发病率及死亡率居高不下，是对人群健康和生命威胁较大的恶性肿瘤之一。虽然针对肺癌的治疗方式日新月异，但手术仍然是肺癌治疗的最重要方式之一。手术造成的创伤和术后并发症，对患者术后肺功能恢复、身体康复和生活质量均会产生不良影响。因此采取合理的护理和康复措施，有效的术后并发症预防及处理，有利于肺癌患者更快、更好地康复。

90. 如何护理肺癌患者术后伤口？

肺癌患者术后伤口的正确护理对促进伤口愈合、预防感染尤为重要。

首先，手术患者出院后，应密切观察伤口敷料情况，不要随意揭开覆盖伤口的纱布，要保持伤口的清洁干燥。如果因为出汗多或者其他原因使纱布浸湿，建议去附近医院更换。

其次，需观察患者有无发热，检查伤口部位有无红、肿、热、痛、硬结或波动感，观察伤口有无渗血渗液。如果出现渗血渗液或者有脓液，建议及时到医院进行清创换药。

再次，术后伤口换药时间大致为无菌切口 3 ~ 4 天换药、污染切口 2 ~ 3 天换药、感染伤口 1 ~ 2 天换药，具体以手术类型和医嘱为准。6 ~ 8 周以内出现伤口轻微的肿胀、瘙痒、疼痛及麻木是术后的正常表现，避免剧烈活动，注意手术部位保暖，以促进伤口愈合。

最后，保证饮食营养充足，利于伤口组织修复。

91. 肺癌患者术后需休息多长时间，能做哪些日常活动？

肺癌术后需休息时间与患者的年龄、术前身体状况、手术创伤大小、术后恢复情况、术后康复训练、个人对疼痛的耐受能力等多方面因素有关。肺癌患者出院后的体能及呼吸功能是一个逐渐恢复的过程，因此能做的日常活动主要依据恢复情况而定，没有特别的限制。

一般来说，出院时生活可以自理的患者，休息 1 ~ 2 周，体力会逐渐恢复，一般脑力为主的工作如办公室工作可以完成。休息 1 月后，比较轻的体力工作可以完成，如家务工作，出差坐飞机等一般也都不会受到影响。休息 3 月后，一般的体力工作都可以胜任。休息半年后，除非复查有异常或者身体本身有问

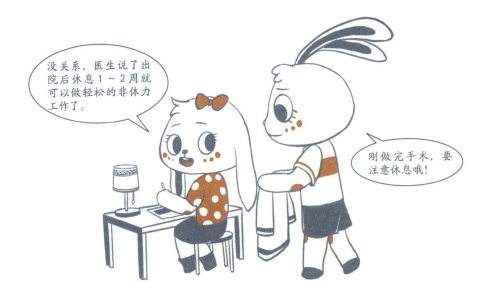

题，工作可以不做特别限制。

总体来说，前期建议做一些简单的日常活动，如散步、聚餐、聊天等，然后可以逐渐增加一些休闲运动，如跳绳、钓鱼、踢毽子、跳舞、健身等，以身体不感觉疲惫、心肺功能可以承受为标准，活动场地尽可能选择空气流通的场所。

92. 肺癌患者术后如何进行功能康复训练？

肺癌术后的功能康复训练主要包括两个方面。

一是呼吸功能训练。肺癌术后，患者可能有不同程度的肺功能减退，进行呼吸功能的训练有助于肺功能的恢复，在术后早期（医院内）可以采取深呼吸、腹式呼吸、吹气球等方式锻炼呼吸功能，后面可以进行散步、慢走，在身体允许的情况下逐步增加运动量，如骑自行车、游泳、跑步等有氧运动，训练需要坚持不懈，循序渐进，每次训练以自己感到有点累但通过休息身体可以快速恢复为准。

二是手术侧上肢功能训练。肺癌手术可能破坏切口周围的血管神经肌肉，使部分患者出现肩部僵硬、肌肉萎缩。正确科学地进行患侧上肢功能锻炼，有助于肢体水肿消退及手术部位皮肤浅感觉的恢复，尽快恢复肩关节的运动幅度，最大限度恢复生活自理能力。一般术后胸引流管拔除后就可以开始上肢功能康复训练，家属可以协助完成。训练的动作包括肩关节的上举、后伸、外展、内收、内旋、外旋，肩胛骨的上升、内缩、外移、旋转，肘关节的屈伸、旋转。对于运动能力受限的动作，每个动作每次训练 3 ~ 5 分钟，每天 3 ~ 4 次，可以在墙上划线做标识，每次锻炼位置要与上次持平或者超出。

93. 肺癌患者术后出现胸壁麻木、疼痛怎么办？

肺癌开胸或腔镜术后可能出现慢性疼痛，发生率约 5% ~ 65%，一般会持续 3 个月以上，50% 的患者术后 2 年仍有疼痛，30% 的患者疼痛可持续 4 ~ 5 年，部分女性、性格焦虑或敏感的人群更易出现。表现为手术切口已经愈合而切口部位疼痛症状持续存在，或为沿胸部切口及前方呈半圆形分布麻木、紧绷感，如同绷带缠着或石头压着，或为持续性钝痛或烧灼感，也可能表现为局部皮肤异常敏感，衣服接触或拂过都会有刺痛感，常伴有手术同侧肩部疼痛。这些症状可能会因咳嗽、肢体活动、情绪起伏、天气变化而加重。出现慢性疼痛的最主要原因是手术导致的伤害性刺激产生的炎症性反应和神经损伤，尤其是开胸术后出现胸壁麻木、慢性疼痛难以完全避免。一旦出现，患者首先要在心理上保持积极乐观的态度，勇敢去面对和战胜它。其次，经主管医生评估后可以选择以下治疗方案：①口服镇痛药物；②镇静安神药物；③外用贴剂止痛；④针灸和局部护理；⑤手术治疗。最后，约有 4% 的患者会出现重度疼痛，疼痛程度及频率严重影响其睡眠和日常生活，可行肋间神经阻滞甚至手术切除肋间神经，阻断异常放电的痛觉传导。

94. 肺癌患者术后出现胸腔积液怎么办？

肺癌术后会常规留置胸腔引流管，引流出创面的渗液；当患者胸腔引流液不多或颜色很淡时，会考虑拔除胸腔引流管，以加快患者术后恢复；但有部分患者，拔除胸腔引流管后，胸腔内仍然会有积液，即胸腔积液，俗称胸水。拔管后还会有积液的原因包括：①可能是胸腔本身就存有积液，只是无法从引流管引出而已，如积液在后背部，患者活动少，造成后方的积液无法从前方的引流管引出；②由于患者营养不良导致低蛋白血症，引起的漏出性胸腔积液；③还有存在肺不张的患者，拔除胸腔引流管后，肺无法与胸壁贴合，形成残腔，残腔是一个负压的环境，势必会形成积液填充。所以术后常鼓励患者多咳嗽，避免肺不张的同时也可以减少胸腔积液的产生。如果积液不多，往往不用特殊处理，可自然吸收；如果积液量比较大，且患者合并有发热等不适，可再次行胸腔闭式引流引出胸腔积液（也就是再次安装胸腔引流管）。

95. 肺癌患者术后出现咳嗽咳痰、痰液潴留、肺不张或肺部感染怎么办？

肺癌患者术后，因为气管或支气管黏膜损伤，手术创面修复，局部胸腔积液刺激等原因，在数月内会反复咳嗽，一般为干咳，通常不用处理或者口服一些止咳药，等待机体恢复。术中，会有多次的肺萎陷复张，而且术中卵圆钳对健康肺组织的牵拉会造成液体渗出，渗入肺泡腔就形成了痰液。如果是单纯的痰多，为白色泡沫痰或黏液痰，尽量咳出来即可；如果痰液比较黏稠，可以用一些祛痰的药物，如氨溴索片或者给予雾化治疗帮助痰液咳出。咳痰效果不佳会造成痰液潴留，堵塞支气管引起复张的肺再次出现不张，导致肺不张。

此外，术后咳痰效果不佳也会加剧细菌的繁殖，加重肺部感染。所以肺感染与肺不张是相辅相成的，肺不张会引起肺感染，肺感染产生更多的渗出进一步加重肺不张。所以肺癌患者术后加强咳嗽咳痰、多深呼吸、多吹气球、勤拍背有助于康复。如果患者出现咳脓痰或者合并发热等情况，要考虑肺部感染的可能，建议及时到医院就诊。

96. 肺癌患者术后发生咯血、肺气肿怎么办？

肺癌手术需切除肺叶或者部分肺叶组织，剩余的肺会膨胀填满切除肺的空腔，出现代偿性肺过度充气，这是正常的生理过程，无须处理。此外，因切除肺组织形成的创面出血经支气管、气管咳出，在使用止血药或者机体的凝血机制启动后通常会很快好转。患者出院后有可能会再次出血、咯血，此时应首先观察痰液的颜色。如果是暗红色的陈旧性血块，一般是积在肺内的血块慢慢咳出来了，可以不用处理。如果是比较新鲜的血性痰液，有可能是肺切面创面被撕裂。其次，观察出血量多少。如果咯血量少，如一天只有 2 ~ 3 口血痰，总量 20 mL 以内，可以继续观察或者口服云南白药治疗；如果咯血量比较大，一次性咯血 50 mL 以上或者一天咯血总量超过 200 mL，需要立即到医院进行治疗。

97. 肺癌患者术后气短怎么办？

因为肺癌手术要切除部分肺组织，切开肋间肌，加上手术创伤、术后肺炎性渗出等多种因素影响，必然导致患者术后肺功能降低。患者术后稍微多走一会儿或者上一层楼都气短、喘不上气，这是正常现象，一般半年左右会逐渐恢复到接近术前水平，不需要特殊处理。平时加强营养，前期做一些自己可以承受的康复训练，如散步、打太极拳，以感到略有点累为标准，再循序渐进，逐渐增加活动时间和活动量。但如果气短状况突然加重，需要马上到医院就诊查明病因。

98. 肺癌患者术后发生下肢静脉血栓怎么办？

肺癌患者术后初期，可能会在一段时间内出现凝血功能改变，患者血液处

抗癌日常 康复有方

于高凝状态，加上术后卧床时间较长，容易引起下肢静脉血栓。

根据下肢静脉血栓发生的位置和程度，症状会有所不同，浅静脉血栓多表现为沿静脉走向部位疼痛、发红，局部有条索样或结节状压痛区；深静脉血栓常表现为单侧下肢突发肿胀，发生在膝关节以上的深静脉血栓会有肢体疼痛，明显肿胀，浅静脉曲张，严重的深静脉血栓可能出现皮肤青紫，局部皮肤温度降低，组织坏死。

出现下肢静脉血栓后应立即到医院就诊，卧床休息2周以上，根据严重程度采取抗凝、溶栓或者手术治疗。最重要的还是血栓预防，术后尽早下地活动，可以降低血栓形成风险；主动的腿部运动或腿部抬高有助于预防下肢深静脉血栓形成（对于病情严重，活动困难或需要长期卧床休息的患者，建议使用机械性辅助装置进行腿部被动运动）；术后患者应多饮水，避免脱水情况发生；如果出院时血栓评估属于中高危，可以继续口服一段时间的抗凝药物减少下肢静脉血栓的发生风险。

99. 肺癌患者术后发生肺栓塞怎么办？

肺癌患者术后发生肺栓塞多由下肢静脉血栓脱落引起。根据栓塞的大小和部位不同，表现和症状有所不同。轻微者可能没有症状，患者只是在复查的时候发现有肺栓塞；较重者可能出现胸痛、气促、呼吸困难；严重者可能呼吸衰竭、休克，甚至死亡。患者出院后如果突发剧烈胸痛、气促或呼吸困难，甚至出现昏迷等，需要立即到医院就诊。肺栓塞重在预防，尤其需要预防下肢静脉血栓，一旦发生下肢静脉血栓，应尽快到医院采取规范、有效的治疗。

100. 肺癌患者术后出现支气管胸膜瘘怎么办？

支气管胸膜瘘是指支气管与胸膜腔之间形成异常通道，肺癌患者术后出现支气管胸膜瘘主要由创伤、感染及组织愈合能力差等因素引起。其形成是由于慢性脓胸的脓液腐蚀邻近肺组织后穿破支气管，或因肺内病灶直接侵袭胸腔或破溃至胸膜腔形成瘘管，也有因胸腔穿刺或手术切除脓腔感染造成。早期主要有严重胸闷、气促、心悸等张力性气胸表现，或典型的刺激性咳嗽、咳脓痰、高热、胸痛。肺癌术后支气管胸膜瘘发生率为 0.2% ～ 20%；一旦发生，死亡率可高达 15% ～ 71.2%。因此，术后发热、胸痛、咳脓痰的患者须尽快就诊，行胸部 CT 或胸片检查，支气管胸膜瘘 CT 或胸片可发现液、气胸征象。支气管胸膜瘘一旦确诊，应尽早覆膜内支架封堵治疗。越早发现越容易愈合，越早诊断，胸膜腔感染越轻，患者一般情况越好，瘘口愈合的可能性就越大。

101. 肺癌患者术后如何进行复查？

肺癌患者术后第一次复查通常在术后 1 个月进行，主要目的是观察术后恢复情况，是否还有胸腔积液，以及肺部炎症、肺复张情况等，同时也留存基线检查结果方便后期复查参考。接下来复查的目的主要是确定有无复发或转移，一般前 4 年每半年复查一次，4 年后每年复查一次。针对部分中偏晚期或者肿瘤恶性程度高、有高危因素的患者，前 2 年建议每 3 个月复查一次。常规复查的项目包括胸部 CT，上腹部彩超或 CT，肺癌标志物，颈部淋巴结彩超，头颅磁共振，骨扫描等，其中胸部 CT 是每次必查项目。每年可以考虑做一次全套检查，另外如果出现其他症状，建议行针对性检查。

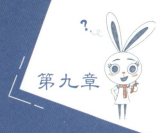

第九章

结直肠癌相关问题

近年来结直肠癌的发病率及死亡率呈总体稳定或下降趋势，中国已成为全球结直肠癌年新发病例最多的国家，并且结直肠癌发病出现年轻化趋势。结直肠癌的发病确实与生活方式息息相关，常年高脂肪、低纤维饮食，吸烟和过量饮酒，爱吃红肉和加工肉，都可增加患病风险。而年轻人，尤其是生活在城市地区的年轻人对于这种选择趋向性更大。目前，手术依然是结直肠癌的主要治疗方式之一，但手术治疗仅仅是第一步，术后需要患者了解的知识也非常重要，如术后居家护理、定期复查、后续放化疗等。

102. 结直肠癌患者术后排便次数增多、排不净怎么办？

结直肠癌患者术后排便次数增多属于常见现象，与手术导致的解剖结构变化、术后饮食习惯改变及术后肠道功能尚未恢复有关。

首先，患者可以选择口服益生菌类药物，调节肠道菌群，以促进规律排便。其次，每次排便后用清洁的淡盐水清洗肛门局部，温水坐浴。若患者腹泻严重，须在医生指导下口服易蒙停、蒙脱石散来控制排便。再次，术后患者日常饮食应以清淡为宜，适当吃一些如红薯、小米等易消化的粗粮食物，少吃油腻不易消化的食物。最后，患者需保持适当运动，不要久坐或久站，多做提肛运动。

针对术后排便次数增多无法自行缓解的患者，可采取盆底生物反馈治疗，以指导正确控制肛门肌肉收缩，改善排便功能。随着饮食习惯的改善、手术部位炎症反应的减弱及肠道的代偿功能恢复等，排便将逐步恢复正常。

103. 结直肠癌患者行造瘘术出院后，应该怎样护理造口？

正常造口的皮肤黏膜应是红润富有光泽的，若呈紫色或黑色则表示血运障碍。可从以下几方面进行观察及护理：

①造口周围皮肤易受感染而引起皮肤湿疹及糜烂等，要注意保持造口周围皮肤清洁干燥，每天用温水清洗，保持清洁卫生；

②造口开放后，需进行造口扩张，戴上手套，食指涂以石蜡油，缓慢插入造口至 2～3 指的关节处，在造口内停留 3～5 分钟，开始时每日 1 次，7～10 天后改为隔日 1 次；

③术后需逐步养成每天定时排便的习惯，如遇排便困难，应寻求专业医护人员的帮助；

④剧烈运动和弯腰活动要适当节制，避免过度增加腹压，站立时裹腹带，以免出现肠黏膜脱出或增加腹压引发肠疝；

⑤均衡饮食，多吃新鲜水果、蔬菜，保持大便成形；

⑥可使用有底板的造口袋，只要在底板与皮肤接触处封上一圈防水胶布，即可安心沐浴。衣服要柔软、舒适，避免穿紧身衣裤，以免压迫、摩擦造口，影响血液循环；

⑦在身体状况完全康复后，仍然可以参加工作，但避免重体力劳动，以免形成造口旁疝或造口脱垂等，可适量参加一些不剧烈的体育运动。

104. 结直肠癌患者行造瘘术出院后，多长时间更换一次造口袋？

造口袋通常在造瘘术后用于引流、存储人体排泄产物。术后初期，患者需要隔天更换造口袋，这样便于观察造口的情况。术后康复期，在伤口已经开始愈合的情况下，频繁更换造口袋会妨碍皮肤愈合，因而可以延长更换造口袋的时间，一般3~5天更换一次，在此期间如果观察到造口袋底盘变白，则说明造口袋老化，可以提前更换。后期，造口基本长好，可以一周一换，但不可超过一周，因为造口袋长期不换可能导致感染，甚至需要手术处理。若造口袋出现渗漏，则需要立即更换造口袋。以上建议通常是指无特殊病情变化的一般情况，如果造口愈合期间出现皮肤红肿、破溃、化脓等情况，需要及时前往医院，在医生的指导下进行伤口处理和更换造口袋。

105. 结直肠癌患者造瘘术后是否可以还纳？

首先，需要明确造瘘方式。若为直肠癌根治 Miles 术式，则肛门已切除，造口无法还纳；若为远端封闭近端造口，可根据术后情况评估能否还纳。

其次，吻合口的愈合及肛门功能的恢复均需要时间，如果肛门功能恢复不理想，还纳后患者会出现肛门失禁的情况。同时如果肿瘤分期比较晚的话，也要度过肿瘤复发的高危时间段，通常情况是一年。

还纳前还需完善相关检查，通过肠镜及 CT 检查了解肠道情况，明确吻合口愈合情况、远端是否通畅及是否有肿瘤复发。若出现肿瘤复发或转移，则不建议还纳，建议继续抗肿瘤治疗；若出现吻合口瘘、吻合口愈合不佳或远端不通畅则无法还纳；若术中探查粘连非常严重，可能无法继续手术，存在还纳失败的可能。

106. 结直肠癌患者造口还纳手术过后,肛门管不住粪便怎么办?

造口还纳之后,肛门开始逐渐恢复正常的排便功能。在恢复的过程中,肛门失禁是一种常见的症状。肛门失禁最主要的原因有两点:一是由于手术之后直肠被切除掉了绝大部分组织;二是直肠中一些控制排便的神经在手术操作过程中可能受到了损伤。一旦出现这样的情况,首先,在饮食上进行一些适当的调整,可以补充一些水果和粗纤维,有时候还需要服用药物,使得粪便不至于太稀。其次,需要多做提肛运动,锻炼肛门肌肉,进行生物反馈治疗,促进恢复。最后,恢复需要一定的时间,短期内排便失禁的情况不会得到明显的改善,需要有足够的时间使肠道功能得到恢复。

107. 结直肠癌患者术后化疗有哪些注意事项?

化疗是提高结直肠癌疗效、防止复发、延长生存期、改善生存质量的一种重要治疗措施,但并不是所有结直肠癌患者术后都需要化疗,对于术后分期比较晚或肿瘤分化程度较差的患者,需行辅助化疗减少复发。术后辅助化疗建议3周内进行,若身体综合情况较差或存在严重并发症,建议不超过8周;普遍标准的术后辅助化疗时间为 3 ~ 6 个月。一定要谨遵医嘱,相互配合,中途不遵医嘱、自行更改服药剂量和频次、不按周期停药都是不可取的。术后辅助化疗疗效最主要的评价手段是影像学检查,特别是 CT 增强扫描,辅助的评价指标还包括肿瘤相关的检验,如肿瘤标志物等。患者在化疗期间注意保持心情愉悦,清淡饮食为主,加强营养,注意多饮温水,定期复查血常规、肝肾功能。

108. 结直肠癌患者术后出现肺部感染怎么办?

对于有慢性肺部疾病的患者术前应进行常规吸氧、雾化、肺功能锻炼、扩张支气管等治疗,术后应进行正确的拍背咳痰,咳嗽时需保护切口,防止疼痛导致患者不愿咳痰。术后患者应早日下床活动促进肺部扩张通气,一旦发生肺部感染,必须系统治疗。首先,应该加强营养;其次,鼓励患者咳嗽咳痰,并予以雾化、静脉或口服化痰药;最后,使用广谱抗生素,完善痰培养,根据药敏调整抗生素。若患者呼吸困难或合并呼吸衰竭等,需及时转呼吸内科或ICU治疗。

109. 结直肠癌患者放疗后,发生放射性肠炎怎么办?

结直肠癌放射性肠炎是指结直肠恶性肿瘤经放射治疗引起的肠道并发症,严重者或可累及小肠、直肠和结肠,所以根据部位又可以分为放射性直肠炎、放射性小肠炎等。有急性和慢性之别,急性期症状通常表现为腹泻和腹痛,同时可合并有便血、里急后重、黏液便等;当患者病程反复时,疾病可能进入慢性期,严重时可出现便秘、黏液粪便、里急后重和肛门疼痛等症状。治疗上主要分为:

①一般治疗:对患者进行病情教育,并注意心理状态评估;患者应保持充分的休息,饮食主要食用低纤维、低脂、高热量、高蛋白饮食,腹泻严重的患者可适当采用静脉营养补充,可适当加用谷氨酰胺、维生素B12等。

②内科疗法:通过口服柳氮磺砒啶、抗生素、益生菌、止泻药物控制症状;或通过保留灌肠使用激素、抗生素、复方制剂等控制症状。

③部分患者可使用内镜治疗等局部治疗手段。

④**手术治疗**：放射性肠炎患者必要时需要手术治疗。手术的适应证包括：合并肠梗阻、肠穿孔、肠瘘、肠道大出血等严重并发症或反复保守治疗无效的顽固症状，如直肠出血、肛门疼痛等。

110. 结直肠癌患者术后需要长期观察大便性状及排便习惯吗？

结直肠癌患者术后大便习惯改变是较为常见的现象，对部分患者而言是一个必经的过程，术后会出现短暂的胃肠道功能紊乱，主要是肠道的重吸收，吻合口炎症刺激引起大便性状及习惯的改变。一般这种情况在 3 ～ 6 个月可以缓解或者恢复正常。

首先，术后建议患者注意观察大便性状及排便习惯，若出现明显异常，甚至有便血等表现，需及时进行一些相关检查，早期发现息肉、吻合口炎、肿瘤复发、转移等情况，并及时处理。

其次，饮食方面，因地域及个人饮食习惯不同，建议患者尽量少食或不食不易消化、油腻、辛辣刺激性食物，如糖油粑粑、汤圆（元宵）、柿子（柿饼）、麻辣火锅等，可进食高蛋白、低脂饮食，严格控制体重，加强锻炼，早睡早起，戒烟戒酒，保持健康生活状态。

111. 结直肠癌患者出院后多久复查一次？

结直肠癌手术是对肿瘤病灶切除及区域淋巴结进行清扫，在肉眼上确实消灭了肿瘤，但血液循环和局部微环境中仍可能存在肉眼不能见到的肿瘤细胞，这也是很多患者需要进行术后辅助放化疗杀灭这些残余细胞以防止肿瘤复发的原因。结直肠癌 I 期的患者，术后每 6 个月复查 1 次，术后随访 5 年；5 年以上每年复查一次；Ⅱ～Ⅲ期的患者前3年内每3个月复查1次，3～5年期间每6个月复查1次；5年后每年随访1次。因为结直肠癌患者特别是分期较晚的患者术后复发率比较高，其中超过90%的复发均发生在术后2～3年，所以术后前3年的复查频率会相对高一些。若复查间隔时间较长，很可能因为没有及时发现肿瘤的复发转移，导致病情进展快，治疗的效果差；早期发现肿瘤的复发、转移并及时治疗，是延长生存期的重要条件。虽然术后超过5年没有复发的患者其肿瘤复发率较低，可以称为临床治愈，但仍有部分患者会出现复发，这往往与平时的生活习惯、家族遗传等因素有关，所以仍然需要每年复查1次。

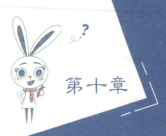

第十章

肝癌相关问题

肝癌是消化道常见恶性肿瘤之一，好发于中年男性，男女之比约为 3.5:1。肝癌可分为原发性和继发性两大类。原发性肝脏恶性肿瘤起源于肝脏的上皮细胞，根据病理来源不同可分为肝细胞癌、胆管细胞癌和混合细胞癌。继发性或称转移性肝癌是来源于其他器官的恶性肿瘤细胞侵犯至肝脏，多见于胃、胆道、胰腺、结直肠、卵巢等恶性肿瘤的肝转移。我们所说的肝癌，通常指的是原发性肝细胞癌。肝癌患者在经历手术、放化疗等一系列综合治疗之后，其症状和病情都会得到一定程度的改善，很多患者在治疗后能够治愈。但治疗后的康复期对于肝癌患者来说也是十分重要的，此时，患者多在家休养，除了定期的后续治疗外，肝癌患者康复期的自我护理是决定预后的关键。

112. 肝癌患者术后能否吃中药？

在病证辨治中西医结合临床医学体系指导下，采取病证结合临床诊疗模式，运用中国医药学方药、现代中药制剂以及中医药特色诊疗技术，在肝癌的围手术期、术后辅助治疗期、随访康复期、姑息期等不同时期，配合西医治疗，以控制症状、保驾护航、预防复发转移及延长生存。中药有全面、整体的调节作用，可扶助正气，调整人体的阴阳平衡，帮助患者改善"癌状态"。中医对肝癌治疗的好处：

①提高免疫力：中医学是整体观念，通过对患者整体状态的调整，达到自身机体的平衡，建立免疫系统，对抗肿瘤。

②减轻毒副反应，提高生活质量：中药可帮助患者调理身体状态，最大限度减轻晚期肿瘤患者痛苦症状，减轻放化疗、靶向药物等导致的副反应，增强治疗效果。

③延长生存期：中药可在一定程度上控制肿瘤的进展，具有一定的治疗作用。

④减少癌症晚期并发症的痛苦：癌症晚期由于肿瘤细胞侵袭身体各个组织部位，会出现各种并发症，最典型的就是疼痛，中医药可通过针灸、膏药、内服等多种手段减轻患者痛苦，提高生存质量。

113. 肝癌患者术后引流管多久才能拔掉？

放置引流管是外科医生观察术后并发症的重要手段。虽然有研究表明肝切除术后无须常规放置引流管，不过也有相应的前提，如术中止血彻底、出血少、未见明显胆漏、肝功能 Child-Pugh 分级 A 或 B 级、术前凝血功能正常等。不过由于肝切除术创面大、易出血、胆漏发生率较高等原因，术后仍普遍采用腹腔引流进行引流和监测。专家建议在妥善处理肝断面后，应在胆肠吻合口后方及肝断面放置引流管，观察术后有无胆瘘发生，但并未对留置时间予以明确。术后引流管拔管时间是根据患者恢复情况决定的。若无并发症，一般术后 3～5 天拔出引流管；若有并发症，需局部引流，根据并发症恢复时间决定具体拔管时间。

114. 肝癌患者术后回家后伤口如何护理？是否需要继续吃抗病毒药物？

随着外科治疗精准化、微创化、个体化，肝癌患者手术切口愈来愈小，手术创伤对患者打击越来越小，恢复时间越来越短，恢复过程越来越快。行传统开腹手术后，如果伤口无感染，一般术后 7～9 天拆线，拆线后无特殊处理，避免剧烈运动即可；若行腹腔镜手术，因切口较小，部分患者切口位于下腹部，拆线后可无特殊处理。在拆线前，则需 2～3 日到当地医院换药一次，直至拆线为止。

我国绝大多数原发性肝癌与慢性肝炎（乙肝、丙肝）、肝炎后肝硬化有关，控制肝炎可改善肝功能。对于慢性乙肝患者，术后建议终身服用抗病毒药物；对于慢性丙型肝炎患者，建议丙肝治疗，服药时间需根据患者基因分型决定，大多数患者服药 3 个月后可停药；对于无慢性肝炎患者，则无须服用抗病毒药物。

115. 肝癌消融术后出现针道出血怎么办？

针道出血，尤其腹腔内大量出血是最严重的并发症之一，重者可导致死亡。针道出血的主要原因是穿刺过程中损伤沿途较粗血管。另外，伴有肝硬化的原发性肝癌患者多存在凝血机制障碍，长期使用贝伐珠单抗等靶向药也有凝血功能不全的潜在风险。除了提高操作技术，肝癌消融前后还必须重点注意：

①改善凝血状态。血浆凝血酶原时间（PT）降至正常对照值 3 秒以内。血小板过低者，可通过脾动脉栓塞、药物或输用血小板等将血小板提高到 4 万以上。

②位于包膜下，尤其突出于包膜以外（外生性生长）的肝癌，必须选择合理的穿刺路线。尽量不采取透过腹壁直接肿瘤穿刺，到达肿瘤前最好经历一段正常的非瘤性组织，依靠组织固有弹性压迫针道。

③出血风险较大者也可在消融后烧灼针道。对于伴有严重肝硬化的肝癌患者，消融后必须密切观察病情变化。如高度怀疑发生针道出血，应急查血常规和腹部 B 超；如腹腔出现积液，应立即腹腔穿刺，同步进行血交叉试验、备血。确诊腹腔出血后，应快速行深静脉穿刺置管。如内科处理后生命体征仍然不稳，应当机立断行肝动脉造影、数字减影血管造影（DSA）下封堵止血。较粗静脉出血而保守治疗无效时，应尽快开腹缝扎止血或病灶切除。

116. 肝癌消融术后出现消融灶或腹腔感染怎么办？

消融灶感染（或并发腹腔感染）是肝癌消融后最常发生的又一严重并发症，大多发生在术后 2 ~ 7 天，发生率一般为 0.3% ~ 3.6%。主要见于转移性肝癌，尤其有过胆肠吻合术、胆道支架置入术、反复胆道感染以及存在长期胆管扩张者。另外，长期营养不良、长期接受化疗或激素治疗、重度糖尿病等也可能降低患者的自我抗感染能力。对于接受过胃肠、胆肠吻合术或胆道放置支架处理者，消融前可预防性应用针对胆道菌群的抗生素。

重视肝内感染的早期诊断。如患者射频消融后出现不明原因畏寒、发热，尤其伴有寒战时，应高度怀疑消融灶发生感染。在经验应用广谱抗生素的同时行细菌培养和药敏试验，同时超声和 CT 予以明确诊断。如果未形成肝脓肿，可通过使用敏感抗生素和营养支持（极为重要）等加以控制；如形成了肝脓肿，可给予穿刺脓液引流、抗生素冲洗脓腔，并结合血培养和药敏结果调整抗生素。

117. 肝癌患者术后多久能够恢复？术后生活上需注意哪些问题？

一般来说，若行传统开腹手术，术后第一天可以进食，术后3天可下床活动，术后7～9天拆线，大多数患者出院前恢复到术前水平。若行腹腔镜或机器人手术，创伤更小、恢复时间更快。

因肝癌是慢性疾病，术后恢复正常生活即可，生活上需要注意：

①作息时间规律。少熬夜，多休息；

②加强营养。特别是术后早期患者，尽量做到体重不下降，多吃富含维生素的食物，若存在食管胃底静脉曲张的患者，需温冷软食；

③养成良好生活习惯。戒烟戒酒，避免肝脏损伤药物及保健品；

④加强锻炼。有条件可做游泳等运动；

⑤学会自我健康监测。每日观察大便及小便颜色，若有异常及时就诊。

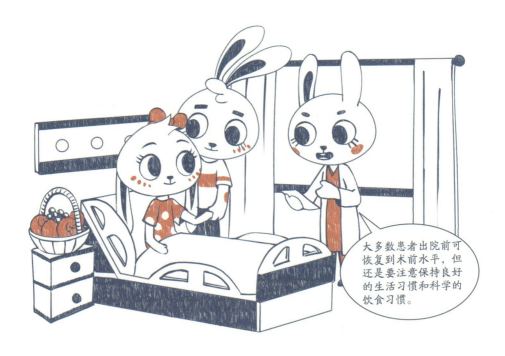

大多数患者出院前可恢复到术前水平，但还是要注意保持良好的生活习惯和科学的饮食习惯。

抗癌日常　康复有方

118. 早期肝癌介入治疗后多久可以进食？介入治疗后肝癌会复发吗？

肝癌介入治疗包括血管介入治疗和非血管介入治疗。血管介入治疗即传统认为的动脉栓塞为主的治疗，包括经导管肝动脉化疗栓塞术（TACE）、载药微球 TACE（D-TACE）、肝动脉灌注化疗（HAIC）及他们之间的组合。血管介入治疗一般含有化疗药物，介入后因药物影响、手术刺激可能出现呕吐，因此血管介入当天建议进食少许清淡食物。若肝癌患者行非血管介入，如射频消融、微波消融、冷冻治疗，大多数患者是在全麻下治疗，一般来说在患者麻醉清醒后可进食。

手术是目前唯一能治愈肝癌的手段。 虽然肝细胞癌大多数经动脉供血，但仍有部分为门静脉供血，且动脉供血存在侧枝及交通支，若仅行血管栓塞介入，治疗可能存在栓塞不彻底，导致肿瘤残留，从而影响远期效果；若行消融治疗，且对于直径小于 2 cm 的肝癌，行射频消融治疗，5 年患者存活率和手术切除相当，但无病存活时间较手术切除短。因此早期肝癌患者，行介入治疗后有复发可能。建议患者在肝功能及身体条件允许的情况下，尽量手术切除。

119. 早期肝癌切除后的生存期限是多少年？吸烟饮酒会增加肝癌复发风险吗？肝癌术后复发并肝内转移，还能治愈吗？

肝癌异质性强，即使均为早期患者，预后也可能不一样。与患者肿瘤部位、肝硬化程度、有无微血管受侵犯等多因素有关。早期肝癌行手术切除后，5 年存活率约 60%～70%。术后需密切随访。

对于肝脏来说，酒精不仅可使肝脏细胞受损，导致酒精性肝病，肝功能异常，严重者甚至导致酒精性肝硬化，还可能增加肿瘤复发风险。烟是多种肿瘤致癌物，因此，建议肝癌患者戒烟戒酒。

恶性肿瘤的特点是复发转移潜能；肝癌患者大多经历慢性肝炎—肝炎后肝硬化—肝癌三部曲，手术切除病灶后，在剩余肝脏仍有可能出现新发病灶。根据不同时间点，可分为早期转移和晚期转移。早期转移即术后 2 年内剩余肝脏出现新发病灶，一般来说，考虑原来肿瘤转移所致，治疗以介入、靶向及免疫治疗为主，病灶越小，效果越好。晚期转移即术后 2 年后肝脏新发病灶，一般来说，与原病灶不一样，若病灶局限，可考虑手术切除，若病灶多发，可考虑介入、靶向及免疫治疗。能否治愈取决于病灶大小、数目、有无血管侵犯等，因此术后定期复查很重要，以及早发现新发病灶。

120. 肝癌晚期患者居家期间，家属需要注意哪些问题？

我国肝癌患者中绝大多数合并肝炎及肝炎后肝硬化，在肿瘤晚期治疗过程中需对相关并发症进行防治。居家期间应注意：

①食物：大部分患者合并肝硬化、失代偿门静脉高压、食管胃底静脉曲张，物理、化学因素导致曲张血管破裂，可能导致危及生命的出血，因此宜温冷软食，对于合并腹腔积液的患者需要低盐饮食，对于有肝性脑病可能的患者，需要植物蛋白饮食。总之，肝癌晚期患者食物以清淡温冷植物蛋白饮食为主；

②活动：可适当活动，若肿瘤巨大，避免肿瘤区域碰撞，避免肿瘤破裂导致腹腔出血；

抗癌日常　康复有方

③改善生活习惯：多休息，戒烟戒酒；

④日常护理：良好的居住环境有利于肝癌患者的身心健康。尽量每天做好房间的清洁和消毒，晾晒被褥，预防压疮，保障舒适、整洁的环境。早晚按时通风，保证空气清新，温度、湿度适宜。房间里可根据患者的要求布置一些鲜花、贴画等，营造温馨的氛围；

⑤心理护理：家属平时可以多了解肝癌相关知识、日常生活中的注意事项，以及所采用的治疗方法有可能出现哪些不良反应和副作用等。当患者出现悲观、沮丧等情绪时，家属应多给予支持和鼓励，引导患者建立信心，以良好的心态积极配合治疗。

121. 肝癌患者术后多长时间随访复查？复查项目有哪些？

一般情况下，建议肝癌患者术后的前 3 个月内应每月复查 1 次，如结果提示肿瘤无复发及新发灶，之后每隔 3 个月复查 1 次。此复查频率应一直持续下去，不得擅自拖延复查时间。如果术后 2 年均无复发转移，复查间隔时间可延长，每 3 ~ 6 个月一次。若超过 5 年无复发转移，可认为是临床意义上的治愈，肝癌再复发的概率降低，复查时间可延长为每年一次。

肝癌患者术后复查项目包括：

①影像学检查。超声检查是肝癌复发的首选监测手段，但超声检查对分期较早的复发性肝癌检出效果并不理想，敏感度为 63%。因此，术后 2 年内，除了超声检查以外，还应每 3 个月复查一次增强 CT 或 MRI、胸部平片或 CT 平扫。

②肝癌血清标志物。甲胎蛋白（AFP）是最重要的肝癌血清标志物，AFP

正常值上限为 20 μg/L。复查患者的 AFP 水平不能和正常人相比，应该和上次检查结果相比。如上次 AFP 水平为 200 μg/L，这次为 150 μg/L，虽然高于正常值，但仍具有积极意义。

③除了以上项目外，血常规、肝功能、血生化、凝血功能、HBV-DNA 病毒量等实验室检查也是需要做的。

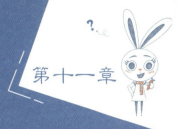

第十一章

食管癌相关问题

食管癌是常见的消化道肿瘤，男性发病率高于女性，发病年龄多在 40 岁以上。早期食管癌的症状一般不明显，常表现为反复出现的吞咽食物时有异物感或哽咽感，或胸骨后疼痛。中晚期则上述症状持续出现或吞咽食物有明显的吞咽哽咽感或困难，最初可能吃坚硬食物时出现吞咽困难，此后吃软食时也出现吞咽困难，及至最后喝水都咽不下去。针对早期食管癌以手术治疗为主，而术后注意事项及护理方法是每一个患者及其家属必须掌握的知识。

122. 食管癌患者术后常见的并发症有哪些？

食管癌手术时间长、创伤大，需要经过胸腔手术，并行消化道重建，对患者的呼吸、循环和消化功能都有较大的影响，极易出现术后并发症，主要表现为以下几个方面：

①肺部并发症：包括肺炎、肺不张、呼吸功能衰竭等。

②心血管系统并发症：若患者年龄大且伴随心血管疾病，加上手术操作和麻醉刺激、疼痛、缺氧等原因，术后心血管系统并发症发生率比较高，最常见的是心律失常。

③吻合口并发症：包括吻合口瘘和吻合口狭窄。

④其他并发症：包括乳糜胸、胃酸反流、喉返神经损伤导致的声音嘶哑、胃的排空障碍、消化功能异常、膈疝、单纯脓胸、切口感染等。

由此可见，食管癌术后可能出现多种并发症，因此患者术后应严格按照医护要求做好预防工作，减少并发症的出现。积极处理食管癌术后并发症有利于患者的术后恢复，对确保手术治疗的效果具有重要价值。

123. 食管癌患者术后出现反流性食管炎怎么办?

反流性食管炎是食管癌术后常见的并发症，主要表现为每一餐后身体前屈或夜间卧床睡觉时有酸性液体或食物从胃食管反流至咽部或口腔，伴有胸骨后灼烧感或疼痛感、咽下困难等症状。预防或应对反流性食管炎，建议：

①生活习惯的改变是反流性食管炎治疗的基础，可少食多餐，每餐八分饱；进食时要细嚼慢咽，尽量避免进食过硬和难消化的食物；

②术后早期下地活动，促进胃排空，尽量降低腹腔内压力，尽量减少平卧位；

③禁烟酒，忌辛辣等刺激性食物；

④睡前不宜进食，白天进餐后不宜立即卧床，睡觉时抬高床头 15 ~ 20 cm 可减少卧位及夜间反流。

124. 食管癌患者术后出现腹泻怎么办?

食管癌术后可能导致患者胃肠功能紊乱而出现严重腹泻，其原因可能与迷走神经切断、胃泌素浓度等有关。若出现腹泻，建议：

①调整饮食结构：患者术后合理的膳食应该是低脂肪、高糖、高蛋白饮食，

必要时静脉补充。

②控制感染：若存在肠道感染，需根据致病菌选用相应的抗生素治疗。若因腹泻出现休克症状，需积极抗休克治疗，调整微循环紊乱，纠正酸中毒，可应用血管扩张药及碱性药物。

③对症支持治疗：腹泻次数过多者可用止泻剂，多饮水以防止脱水症状发生。伴有心衰、脑水肿、休克肺、弥漫性血管内凝血等，应及早给予对症治疗。

④中医治疗：用药需咨询专业医生。

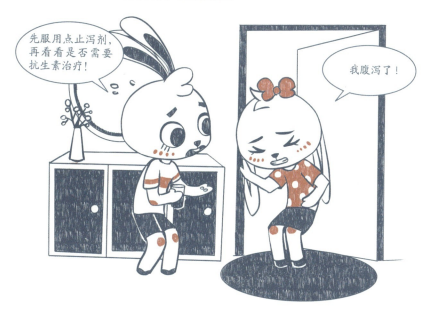

125. 食管癌患者术后出现疼痛怎么办？

术后疼痛因手术切口大小、部位及患者自身情况而有所不同。食管癌的术式多为经左或右外侧胸切口，切口大，需切断或切除肋骨，胸壁肌肉损伤，术后疼痛是机体对手术损伤性刺激作出的反应，包括生理、心理和行为上的一系列反应。

首先，术前应多了解有关术后疼痛、止痛的相关知识，以及早活动、深呼吸、有效咳嗽的重要性及方法，消除患者对术后疼痛的恐惧、焦虑、无助感，及时报告疼痛，及时止痛以利于患者主动应对术后疼痛。

其次，采用放松技巧，保持环境整洁舒适，光线柔和，空气流通。术后疼痛时，家属亲切、耐心的陪伴可分散患者注意力，如引导患者听轻松优美的音乐，鼓励患者沟通交流，增强患者与疼痛斗争的勇气；帮助患者取半卧位，以减轻切口的张力，缓解疼痛；合理使用镇痛药物可有效减轻或解除术后疼痛，在止痛最佳时间内安排所有的活动，如治疗、翻身、排痰、更换床单等，动作轻柔敏捷，减少疼痛刺激。

另外，若出现咳嗽痛，家属应协助患者轻轻按住切口，在深吸气末做有效咳嗽，同时轻叩后背（由上而下、由外而内）。如患者咳嗽频繁，应上胸带予以适当约束，避免伤口频繁震动引起切口疼痛。

最后，患者需保持情绪稳定，循序渐进地增加活动量与活动时间。

126. 食管癌患者术后多长时间可以进食？

食管癌患者术后的营养支持对于术后康复、术后的继续治疗（化疗、放疗、免疫治疗）非常重要！目前，食管癌患者术后进食时间尚没有统一标准，建议：术后一周，经过检查无吻合口瘘或者胸胃排空障碍征象即可开始饮水，第1天控制在200～300 mL左右；第2天流质饮食，总量在500 mL左右；第3天加量到1000 mL；然后为半流质饮食；术后3周开始进食普通饮食，这个阶段称为饮食过渡期。根据手术时间，术中操作情况，食管和胃水肿程度，血供情况，术后胃肠减压情况，营养状况等多方面判断，术后开始进食时间可以延后，进食量可以减少，饮食过渡期可以推迟。患者在术后短期内最好少量多餐，然后逐渐增加每餐的量，一般在术后 3 ～ 6 个月可以逐渐恢复成每天 3 餐。

127. 食管癌患者术后出现吞咽食物哽咽、呛咳怎么办?

食管癌患者术后吻合口局部组织蠕动能力下降，扩张度下降、收缩，甚至因为瘢痕增生出现吻合口狭窄，导致吞咽食物时出现哽咽感。如果仅仅是有哽咽感但进食半流质饮食或者普通饮食还能顺利下咽，且进食量能够维持日常营养所需，可以不做任何处理。如果因进食哽咽明显影响进食量导致每日营养无法维持，可以做食管扩张治疗。患者在术后 3 周左右可开始有意识地吞咽馒头、糕点之类的食物，让吻合口扩张，有助于减少术后吻合口狭窄的发生。食管癌手术游离肿瘤或者清扫淋巴结时，能量器械的热传导可能损伤喉返神经，导致声门关闭不全，表现为声音嘶哑，饮水呛咳，一般进食半流质或者干的食物不会呛咳。喉返神经损伤没有特殊药物治疗，只能等待神经功能自行恢复或者另外一侧神经代偿，绝大多数患者 3 ～ 6 个月可有不同程度的恢复，在恢复过程中，饮水或进食流质饮食的时候要慢一些，避免呛到肺里增加肺部感染机会。大多数患者通过训练都可以满足日常进食需求，极少数患者因为呛咳明显无法正常进食，需要在喉返神经功能恢复前输营养液维持营养。

128. 食管癌患者术后发生吻合口瘘怎么办?

食管癌术后吻合口瘘是非常严重的并发症，是指吻合口的部位出现瘘口，表现为消化液流到胸腔或者是腹腔，其发生率一般为 5% ～ 20%。吻合口瘘常发生在术后 3 ～ 7 天。从时间上来看，吻合口瘘分为早期瘘、中期瘘、晚期瘘。

早期瘘是发生在术后 1 ~ 3 天内的吻合口瘘，主要由术中操作不当引起，如术中器械故障、提拉管胃撕裂等；中期瘘是发生在术后 4 ~ 14 天内的吻合口瘘；晚期瘘出现在术后 14 天以后，与患者体质有关，例如糖尿病、冠心病、慢性胃病、慢性缺血、患者进食过硬食物、胃排空障碍、胃液分泌过多、吻合口张力过大等。吻合口瘘常表现为发热，尤其是高热、胸痛、心动过速、呼吸困难、胸管或颈部切口流出浑浊液体、血常规升高等。吻合口瘘发生后的预后与早期识别有关。一旦出现吻合口瘘，需要立即到正规医院进行治疗，给予充分引流、消炎、营养支持等治疗，大部分患者都能恢复。

129. 食管癌患者术后出现肺不张与肺部感染怎么办？

食管癌患者术后因手术创伤影响，肺部炎性渗出增多，加上术后伤口疼痛、咳嗽咳痰能力差，如果得不到及时有效的护理，可能出现痰液堵塞支气管导致肺不张，或者出现肺部感染，严重者可危及患者生命。

预防和护理肺不张或肺部感染，首先，术前应监督患者做好呼吸道的准备工作，包括练习腹式深呼吸和有效咳嗽、戒烟、应用抗生素控制原有的肺部感染等。其次，为预防术后的吸入式肺部感染，患者应在术前 12 小时禁食、6 小时禁水。术后要让患者保持平卧（去掉枕头）且头偏向一侧，及时吸出口腔内的分泌物，防止分泌物吸入肺内。再次，术后早期一般会使用抗生素预防肺部感染，使用祛痰药物促进痰液排出，降低出现肺不张和肺部感染的概率，患者需要加强咳嗽咳痰，尽早下床活动，家属帮助拍背有利于痰液咳出。如果痰液过多无法有效咳出或者堵塞支气管出现肺不张，可以做纤维支气管镜吸痰治疗。最后，充分的营养支持是提高食管癌术后患者免疫力的关键，由于食管癌术后严格禁食，为维持患者机体所需，应给予适当的静脉和肠内营养支持，可有效增强肠道的机械功能和免疫屏障，防止细菌和毒素移位，促进患者免疫功能的恢复，还可有效降低食管癌术后肺部感染的发生率。若患者出院后出现肺不张或肺部感染，应尽快到医院就诊治疗。

130. 食管癌患者术后是否需要放疗？放疗后出现吞咽疼痛、进食梗阻感加重等放射性食管症状怎么办？

有些恶性肿瘤具有转移性和侵袭性，可通过淋巴、血液等途径向身体其他部位或全身扩散。所以，对一些具有高风险复发因素的患者，即使做了手术切除，仍需要进行术后放疗，以最大程度降低术后肿瘤复发或转移的概率。食管癌患者术后是否需要放疗由食管癌的分期决定，一般来说如果肿瘤有外侵或者淋巴结转移，术后辅助放疗可以降低局部复发率，并提高远期生存率。

放疗后出现吞咽疼痛、进食梗阻感加重需考虑放射性食管炎。①如果不影响每日进食量可先观察，宜软食、半流食，多饮水，每天饮水量2000 ~ 3000 mL。②避免刺激性食物，忌食粗纤维、坚硬、煎炸食物。③如果因中重度疼痛而影响进食，可考虑静脉补液、抗炎、激素对症处理。对于溃疡不明显者，可使用镇痛药物或贴剂。④饭后半小时内避免平卧，预防反流，睡前一小时避免进食。⑤保持口腔卫生，饭后用温开水漱口，也可用漱口液含漱，清洁口腔内食物残渣，减少炎症反应。若症状严重，需暂停放疗。

131. 如何提高食管癌患者术后生存率？

食管癌是上消化道恶性肿瘤，往往发现得较晚，任何单一的治疗方法都不能达到令人满意的效果，因此应该规范地开展综合治疗，从而提高存活率。

首先，**高危人群要通过积极筛查，通过早诊断早治疗，积极消除癌前病变，提高生存率**。食管癌分期较早，应该采用手术、放化疗相结合的综合治疗方式以提高生存率。食管癌晚期化疗以联合化疗为主，单纯放射或化疗治疗效果并不好，因为放化疗的毒副作用会对患者造成损伤。结合中医进行治疗，可以起到增强免疫功能，缓解毒副作用并增强疗效的作用。

其次，食管癌患者由于吞咽困难而不能正常进食，能量得不到满足，患者多出现体重大幅度下降，甚至表现出严重营养不良。为提高机体免疫力、延长生存期，饮食营养很重要。可按以下情况调配：患者表现轻度吞咽困难者，可给予半流质食物，食物应高蛋白高热能高维生素。如汆小肉丸，碎菜龙须面，小馄饨，各种肉菜粥，肉松蛋糕及其他软且易吞咽的食物。为补充维生素 C，可采用嫩的叶菜，茄瓜类制成碎软或泥状。

最后，乐观的心态也是治疗癌症的关键，患者一定要保持良好的心态，树立战胜病魔的信心，乐观积极地对待生活，保持良好的心理状态。

132. 食管癌患者术后应该如何复查?

术后 1 个月的检查是最为关键的。需要对患者进行体重测量，以明确营养状态。此时患者的体重通常都会低于术前，但是只要逐渐过渡饮食，在可以正常进食（少吃多餐）的情况下，体重会逐渐恢复。食管癌术后的营养状态至关重要，这也是人体维持正常免疫功能的基础。除了营养状态的评估，还要通过胸部增强 CT（部分患者要联合上腹部）来明确患者胸腔积液的状态，以及给患者"留个底"。毕竟患者术后的胸腔结构有所变化，因此术后留存基线，便于日后复查时对照，例如淋巴结出现了肿大，可以一目了然地看到。同时还要对锁骨上颈部淋巴结进行检查，这也是日后常规检查的一个项目。很多患者会发现，锁骨上淋巴结有时候会比术前多一些"偏心靶环"样的淋巴结，这些通常都是手术相关炎症反应导致的淋巴结增生，不同于癌细胞转移，不用过于担心。

在首次复查之后，一般建议术后2年内，每3～6个月复查一次。每次复查的项目包括胸部CT（或联合上腹部）、腹部和颈部的B超，部分患者需要进行肿瘤标志物的实验室检查。一般情况下，每次复查会得到"大致同前"的结论，但如果出现一些小问题，建议及时与自己的主治医师联系，若出现复发转移，应尽早展开治疗。

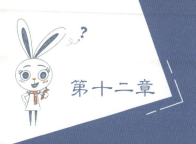

第十二章

胃癌相关问题

我国是胃癌高发国家，胃癌的发病率在我国所有癌种中居第三位。在胃癌早期，多数患者无明显症状，少数人有恶心、呕吐或是类似溃疡病的上消化道症状。随着病情进展，肿瘤侵犯的深度逐渐增加，病灶逐渐增大，疼痛与体重减轻成为进展期胃癌最常见的临床症状。早发现并及时治疗是提高胃癌治愈率和改善预后的关键。手术是治疗胃癌的常见方法之一，术后的康复计划至关重要。康复计划的主要目标是减轻患者的疼痛和不适感，恢复患者的生活能力和健康状态，其对患者的身体和心理健康都有重要的影响。

133. 胃癌患者术后多长时间可以进食？

胃癌患者术后的饮食恢复大致经历以下四个阶段，患者每个阶段的饮食内容有所不同。

第一阶段：胃部分切除或全部胃切除后，患者消化道需重新建立，加之麻醉药物的影响，术后几天内（大部分患者约 2～4 天）消化道的功能尚未恢复（判断的标准是消化道通气或通便），这几天需禁饮禁食。

第二阶段：消化道功能初步恢复（消化道出现通气或通便），患者可少量饮水，观察胃肠道对于饮水的反应。如果饮水后患者未出现腹痛、腹胀及恶心呕吐等不适症状，可以维持"少量多次"（每次喝几口，1～2小时喝一次）饮水模式1天左右；接下来可给予流质饮食，原则还是"少量多次"，流质饮食的时间持续3天左右。

第三阶段：消化道功能基本恢复，在进食流质饮食的过程中，可逐渐减少输注液体的量，流质饮食3天后，可转变成半流质饮食。到术后1周左右，半流质饮食正常后就达到了出院标准。

第四阶段：术后1个月左右，若患者适应半流质饮食，可以过渡到软食和正常饮食。总体来说，全胃切除患者建议"半流质＋软食"为主的饮食方式；胃部分切除患者建议"软食＋正常饮食"方式；定期评估患者营养状况，判断饮食方式是否合理。

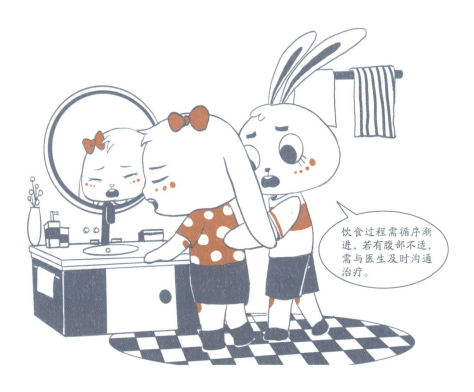

饮食过程需循序渐进，若有腹部不适，需与医生及时沟通治疗。

134. 胃癌患者术后日常饮食应该注意哪些问题？

胃癌患者术后，需要注意饮食的性质和量，应行半流质/流质饮食，少食多餐，低脂肪、低糖饮食，遇固体食物，注意细嚼慢咽。饮食多样化才能保证身体所需营养充足，注意自身体重变化，合并高血压、糖尿病患者的日常药物应按术前规律服用。

胃癌患者术后一般需要注意避免生冷、高糖、不易消化、容易成团的食物（糯食、柿饼），切忌进食过快。因根治性手术，胃大部分或全胃切除，食物在残胃滞留时间不足，接受胃酸浸泡时间短，生冷食物中细菌不能完全杀灭，进入肠道后容易引起肠道感染。

胃大部分/全胃切除术后，消化道重建导致解剖因素改变、胃肠动力改变及胃肠道激素改变，而引起食物快速直接进入肠道，引起部分肠道激素水平改

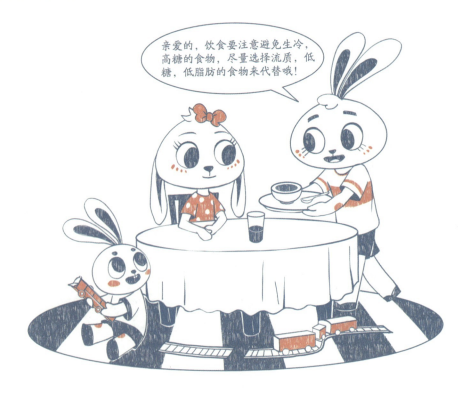

亲爱的，饮食要注意避免生冷，高糖的食物，尽量选择流质，低糖，低脂肪的食物来代替哦！

抗癌日常 康复有方

变，例如能促进胰岛素等激素分泌，引起低血糖、心悸（心慌）、盗汗、腹泻、恶心等不适，部分患者术后出现反酸、嗳气，部分患者出现胸骨后烧心感、口苦等不适感。胃癌术后胃大部分 / 全胃切除，食物无容纳潴留时间，一次过多进食易引起患者腹部不适，但每次过少进食又不能满足患者营养需求，故需少食多餐。

135. 胃癌患者术后反酸、嗳气、出虚汗怎么办？

胃大部分 / 全胃切除术后，相当一部分患者会出现反酸、嗳气，部分患者出现胸骨后烧心感、口苦等不适感。出现以上情况，需要改变饮食性质（质软，容易消化，低脂肪，低糖），酌情减少进食量。一些高血压药物（钙通道阻滞剂）、饮品成分（咖啡、茶）可能加重反酸。改变饮食成分和规律后，若症状缓解不明显，需要到消化内科、心内科或原手术科室门诊就诊，予以药物治疗。

胃大部分 / 全胃切除术后，食物快速直接进入肠道，引起部分肠道激素水平改变，可能促进胰岛素、胰高血糖素样肽 -1、血清素等激素分泌，引起一种临床医学上称为"倾倒综合征"的症状，表现为低血糖、心悸（心慌）、盗汗、腹泻、恶心等不适。如果出现这种情况，需立即进食少许含糖食物，注意控制进食速度和进食量，使用血糖仪检测餐后血糖，尤其适合糖尿病患者。

136. 胃癌患者术后出现顽固性呃逆怎么办？

术后呃逆是腹部手术常见的并发症之一，多为暂时性，可以自行缓解。如果持续超过 48 小时，则属于顽固性呃逆。患者表现多开始于术后第 1 ~ 2 天，呃逆可间断发作，亦可连续发作，伴嗳气、胸闷、腹胀、腹痛。治疗方式包括：

①一般治疗：去除诱因，安抚患者情绪，使其保持情绪稳定，必要时可以持续胃肠减压。

②药物治疗：主要包括中枢兴奋药物、镇静药物、止吐药物、解痉药物、抗感染药物等。

③物理治疗：物理治疗主要是刺激迷走神经，包括用压舌板刺激咽后壁、经面罩给予 CO_2 吸入等。

④外科治疗：用少量 0.5% 普鲁卡因对患者进行膈神经封闭。

预防顽固性呃逆可尝试以下方法：放弃碳酸饮料；细嚼慢咽，在咽下食物的时候尽量咀嚼彻底，每一口咀嚼 20 次可以有效减少气体进入胃中；禁止嚼口香糖；避免吃易产气的食物，如洋葱、牛奶、巧克力等。

137. 胃癌患者术后出现胃瘫怎么办?

胃瘫是一种非机械性梗阻的功能性疾病，发生在胃癌术后，与胃肠道激素分泌有关，一般表现为上腹部不适，有恶心感，呕吐严重，消化吸收困难。一旦确诊应该改善饮食习惯，进食以软食为主，少食多餐，禁食辛辣刺激性、高糖、高胆固醇食物。药物治疗可按医嘱口服多潘立酮片或枸橼酸莫沙必利片。胃瘫的恢复是一个缓慢过程，需要耐心对待。如果患者食欲好转，则说明开始恢复了。为避免胃瘫造成的身体负担，最好的办法是预防。

①患者在胃部术后早期，应多下床活动，禁食期间适当应用促进胃动力的药物。

②及时纠正不良生活习惯，避免过度劳累，保持规律健康饮食，禁食辛辣刺激性食物，多吃新鲜蔬菜水果。

③保持乐观愉快的心情，长期处于紧张、焦虑、烦躁的情绪中，会影响大脑皮质功能平衡，因此要保持心情舒畅，尽量避免能引起情绪波动的刺激，才能保证胃的正常蠕动。

138. 胃癌患者术后需要化疗吗？术后多久可以做化疗？

化疗的分类有很多，简单来说，术前做的是新辅助化疗，术后做的是辅助化疗。建议进展期胃癌患者术后3周内行辅助化疗，若身体综合情况较差或存在严重并发症，建议不超过8周。需要特别强调的是，局部分期较晚或者晚期行姑息手术的胃癌患者，术后化疗或者姑息性化疗需根据患者身体耐受情况，越早治疗越好，以降低复发率，或者使肿瘤尽快得到控制，避免术后肿瘤快速进展。患者在化疗期间注意保持心情愉悦，饮食清淡，加强营养，多饮温水，适当有氧运动，定期复查血常规、肝肾功能。此外，辅助化疗不仅有单药治疗，也有双药治疗、三药治疗，或与靶向治疗、放射治疗联合，这些方式都能为患者带来更大的生存获益。

139. 治疗间歇期，患者应该如何维护静脉输液港？可以洗澡、游泳吗？

安置静脉输液港的患者：

①出院后需每4周进行一次导管维护，维护必须采用无损伤针，由经过专业培训的人员操作。

②出院后如果肩、颈部及同侧上肢出现水肿或疼痛等症状，需及时返院检查，必要时遵医嘱复查胸片。

③注意保护和观察注射座周围皮肤情况，保持注射座周围皮肤的清洁干燥，避免植入处皮肤受力摩擦，若出现红、肿、热、痛则表明皮下有感染或渗漏，须立即返院就诊。

④避免植入侧上肢做剧烈外展动作，如打篮球、打羽毛球、用搓板洗衣物、引体向上、托举哑铃等，如果出现剧烈咳嗽，可能是静脉血反流引起导管堵塞或异位，应及时返院检查。

⑤非耐高压港严禁高压注射（是否耐高压，请注意查看植入时静脉港手册）。

如果静脉港处伤口未愈合，患者可以洗澡、淋浴或擦浴，需注意避开胸部伤口区域，注意观察静脉港处伤口敷料情况，有浸湿需及时换药；禁止游泳。如果静脉港处伤口已愈合，患者可洗澡，禁止揉搓静脉港座处；不建议游泳，避免静脉港座处因上臂及肩部活动引起翻转或移位。

140. 空肠造瘘管患者，出院后如何护理？

安置空肠造瘘管的患者出院后：

①妥善固定空肠造瘘管，避免牵拉、扭曲和脱出。

②保持造瘘管通畅，防止堵塞，每次注入前用 20 ～ 30 mL 温开水冲洗管道，禁止通过管道注入颗粒性药物，以防管道堵塞。若管道堵塞，须及时到医院就诊。

③保持空肠造瘘管腹壁外端敷料清洁干燥，建议每天更换一次，周围皮肤消毒，观察造瘘口管周围皮肤有无红、肿、热、痛及胃内容物渗漏，保持周围皮肤清洁干燥，防止皮肤感染。若敷料浸湿频繁，需及时更换。

④注入营养液时协助患者取半卧位，抬高床头约 30° ～ 45°，匀速缓慢

抗癌日常 康复有方

进行，注入完毕后，保持半卧位 30 分钟。配置营养液需严格清洁消毒，现配现用，不超过 24 小时，注入完毕后，造瘘管末端需用碘伏消毒，再用无菌纱布包好防止污染。

⑤注入营养液期间若出现腹泻、腹痛、周围皮肤感染等异常情况，请及时就诊。根据病情，鼓励患者多活动，促进肠蠕动，增加肠道血流量，有利于营养液的吸收，促进肠道功能的恢复。

141. 胃癌患者术后多长时间复查一次？能做胃镜检查吗？

根据相关指南推荐，Ⅰ期的胃癌患者每 6 个月复查一次，共 5 年；Ⅱ～Ⅲ期的胃癌患者每 3 个月复查一次，共 3 年，然后每 6 个月复查一次至术后 5 年，5 年后每年复查一次。因为胃癌患者中超过 90% 的复发是在术后 2～3 年，所以术后前 3 年的复查频率会相对高一些；早发现肿瘤的复发、转移并及时采取治疗措施，是延长患者生存期的重要条件。术后超过 5 年没有复发的患者可称为临床治愈，但仍有部分患者会再发，这与患者平时的生活习惯、家族遗传等因素相关，所以超过 5 年仍需每年复查一次。

复查胃镜非常重要。同分期的胃癌术后复发转移率比肠癌要高，这也是导致胃癌患者生存期不如肠癌患者的主要原因。术后的辅助抗肿瘤治疗和定期随访、复查相当重要。推荐胃镜检查作为接受手术切除的胃癌患者术后常规随访手段。在早期或进展期胃癌患者随访过程中，伴有临床指征或影像学检查异常时，建议患者行胃镜检查。可在胃镜下发现新生肿瘤或原发肿瘤复发，观察吻合口情况并取胃活检，以判断肿瘤复发情况。

142. 胃癌患者术后会复发吗？肿瘤标志物指标升高提示复发吗？

胃癌术后是否复发，与疾病分期、治疗方式有关。Ⅰ期胃癌的 5 年生存率可达 90% ~ 95%，Ⅱ期胃癌的 5 年生存率为 70% ~ 80%，Ⅲ期胃癌的 5 年生存率约为 30% ~ 40%，Ⅳ期胃癌的 5 年生存率约为 8% ~ 9%。所以，术后的辅助抗肿瘤治疗和定期随访、复查相当重要。除了动态监测多项胃癌标志物的变化趋势，还需要定期复查增强 CT、增强 MRI、胃镜、骨扫描等以明确有无肿瘤复发。

肿瘤标志物对于术后肿瘤的复发转移具有一定提示作用，癌胚抗原（CEA）、CA-199、CA-125 是胃癌术后随访和预测复发的常用指标，但单一指标升高的特异性和敏感性均不高，多个指标联合检验能有效提高阳性率，提高诊断价值。所以复查发现肿瘤标志物的升高并不一定提示肿瘤复发，但若患者术前肿瘤标志物升高，术后降至正常水平，一段时间后发现再次明显升高，甚至多个标志物均升高，则提示有复发可能，需短期内动态监测标志物的变化趋势，甚至需要结合增强 CT、增强 MRI、PET-CT 等影像学检查和胃镜、腹腔镜探查予以明确有无肿瘤复发。

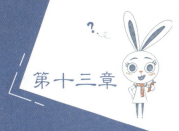

第十三章

乳腺癌相关问题

乳腺癌是乳腺上皮细胞在多种致癌因子的作用下，发生增殖失控的现象，从而发生癌变出现的恶性肿瘤，在女性恶性肿瘤发病率中高居榜首，严重威胁女性的健康。乳腺癌早期常出现乳房肿块、乳头溢液、腋窝淋巴结肿大等症状，晚期可因癌细胞发生远处转移出现多器官病变，从而威胁患者生命。乳腺癌的治疗方式包括手术、化疗、放疗、内分泌治疗、靶向治疗、免疫治疗等。大部分早期乳腺癌患者在得到有效治疗后，逐渐进入慢性病管理阶段，可长期生存。因此，乳腺癌患者的全程护理在提升患者生存质量、延长患者生存期等方面具有积极作用。

143. 乳腺癌患者术后如何进行患肢康复训练？如何评价患肢康复效果？

与其他胃肠道、肝、肺手术不一样，乳腺癌术后第一天都主张患者下床活动，但大多数患者和家属都会选择"精调细养"，长时间卧床而忽略康复训练并不利于疾病康复。术后适当的锻炼可促进乳腺癌术后恢复，改善肺功能，降低血栓形成、淋巴水肿等并发症发生风险。

肩关节功能障碍是乳腺癌术后常见的并发症，一旦发生，患者会出现肢体外观的异常及活动受限，严重影响其生活质量。早期肢体功能锻炼是改善乳腺癌术后患者肢体功能障碍最直接、有效的方式。合理及循序渐进的功能锻炼，还可以促进患肢淋巴回流，降低淋巴水肿的发生率，促进肩关节活动度的增加，提高患者的生活质量。根据相关文献报道，我们推荐患者按以下步骤进行术后康复锻炼：

术后 1 ~ 2 天：肩关节制动，可做握拳、伸指、屈腕运动；

术后 3 ~ 4 天：前臂伸屈运动；

术后 5 ~ 7 天：患侧手摸对侧肩、同侧耳（可用健肢托患肢）；

术后 8 ~ 10 天：练习肩关节抬高、伸直、屈曲至 90°；

术后 10 天：根据体力和伤口愈合情况，逐渐做上肢抬举、旋转、外展和爬墙等运动，可借助器械锻炼，一般应在 1~2 个月内使患侧肩关节功能达到术前或对侧同样的状态。

乳腺癌患者可重复做上述的各项训练，**特别是爬墙的运动，可使上肢及肩关节的活动范围逐渐恢复正常**，但需注意避免过度疲劳，应循序渐进，适可而止。乳腺癌术后康复训练宜早进行，术后 24 小时内，可在护士指导下从握拳、屈腕等开始循序渐进的训练。功能锻炼的达标要求：2 周后患侧上臂能伸直、抬高，绕过头顶摸到对侧耳朵。达标后仍需继续进行功能锻炼。锻炼持续时间应在 6 个月以上，前 3 个月尤为重要。

通过系统的康复训练，2 ~ 3 个月上臂可达到轻松活动的程度，患肢无明显肿胀、疼痛，患者自我感觉较轻松，动作灵活，无麻木感，患侧肢体可以越过头顶摸到对侧耳朵，即为患肢康复效果较好。如康复效果不满意，应及时前往专科医院进行康复治疗。

144. 乳腺癌患者术后术侧上肢水肿怎么办？

乳房切除术有时会清除周围的淋巴组织，造成局部淋巴系统受损，大量的体液、蛋白质在皮下积聚，加上术后放射治疗、伤口感染等因素，使得上肢水肿（淋巴水肿）成为乳腺癌患者常见的术后并发症。淋巴水肿最初可能无明显症状，但一段时间后大部分患者可能会有手臂沉重、发胀、紧绷等不适感，影响患者术后生活质量。发生上肢水肿后，首先，患者需排除肿瘤复发、感染等情况，可佩戴弹力手臂套以促进淋巴液回流。其次，注意保护患肢，日常生活中如发现手臂有轻微肿胀，可通过休息并抬高手臂缓解，还可以由专业治疗师进行淋巴引流按摩，此外还有空气压力泵、微波、药物、手术等治疗方法。最后，在日常生活中，要加强患侧上肢的功能锻炼，避免上肢受压及长时间下垂，注意皮肤保护，如发生淋巴水肿应及时就医寻求帮助。

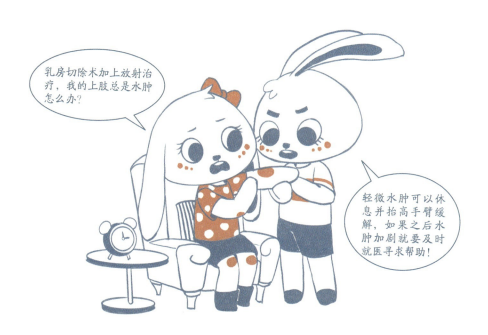

145. 乳腺癌患者术后如何避免患侧肢体感染?

乳腺癌手术涉及乳房及同侧腋窝淋巴引流区,针对腋窝淋巴结的处理,现有方案为前哨淋巴结活检或淋巴清扫,一定程度上会导致淋巴循环障碍,淋巴清除越彻底,患侧上肢淋巴系统损伤越严重,患者肢体感染的风险越高。

感染风险增高,一方面是由于淋巴结的免疫屏障功能被破坏。正常生理情况下,进入人体的细菌等致病因素会随淋巴液汇集到淋巴结,在此激活机体免疫系统对抗致病因素。淋巴结被清扫后,该屏障功能被破坏。另一方面,淋巴结被清扫后,患者淋巴引流不畅,富含营养物质的淋巴液在上肢蓄积,为感染病菌的繁殖提供了有利条件。所以乳腺癌术后,患者肢体一些细小的破损或局部的炎症都有可能迅速演变为大范围甚至全身的感染。

为避免肢体感染,日常生活中应保持患侧上肢的清洁、干燥。勤剪指甲,避免抓挠甚至皮肤破损。还应注意避免蚊虫叮咬,避免冻伤、烫伤或长时间阳光暴晒,保持皮肤屏障的完整。一旦出现细小破损,应立即予局部消毒处理,局部可使用创可贴覆盖,定期更换直至伤口愈合。若局部出现红肿等症状应及时就医。

146. 什么是乳腺癌的渐进式肢体康复训练?

乳腺癌改良根治术后,由于清扫了腋窝淋巴结,破坏了同侧上臂淋巴结及部分上臂神经,导致淋巴回流受阻,上臂感觉异常,同时术后瘢痕挛缩,也会导致患肢手臂功能障碍,主要表现为上肢淋巴水肿、肩关节活动受限等,因此术后逐步进行上肢功能锻炼对乳腺癌患者上肢康复至关重要。乳腺癌的渐进式功能康复训练就是根据乳腺癌患者术后恢复特点,从手指、手腕、手肘到肩关节,从自主活动到器械运动,循序渐进地进行康复训练,以恢复患肢功能、减轻术后并发症、促进患肢康复。

147. 乳腺癌患者饮食方面有哪些禁忌？

乳腺癌患者到底哪些能吃，哪些不能吃，不同的人容易走向不同的极端。有的人是"发物"专家，这也忌口那也忌口；有的人听信"饥饿疗法"，想饿死肿瘤细胞；有的人是"营养达人"，研究各项营养素。

均衡的营养能为患者的治疗保驾护航，营养良好的患者能更好地耐受治疗副作用。哪些能吃，哪些不能吃，要从乳腺癌的高危因素分析。

①雌激素长时间摄入、肥胖、高脂、饮酒都是乳腺癌的高危因素，所以尽量少吃高糖、高脂、油腻的食物，比如油条、奶油、奶茶、月饼等。

②研究表明，乳腺癌的发生发展与雌激素水平相关。因此，乳腺癌患者需在饮食上尽量减少富含动物雌激素的食物，包括蜂蜜、蜂王浆、雪蛤、动物胎盘等；但可食用豆制品类食物，因为豆制品主要为植物雌激素，在人体内具有双向调节作用，可降低人体内雌激素的作用，目前普遍认为对乳腺癌患者是有利的。

③胎盘中含有大量雌激素，不管是乳腺癌患者还是健康女性都不可食用。添加元素不详的补品可能含有雌激素，需慎用。

④靶向治疗的患者需忌呋喃香豆素高的食物，如西柚、黑桑葚、野生葡萄、石榴、黑莓、柑橘、无花果等，因为含有呋喃香豆素的食物，会影响肝脏对靶向药的代谢，从而导致药物不能被及时排出，增加副作用。

总的来说维持乳腺癌患者身体强健以及营养均衡，需要遵循以下原则：多菜多肉多维 C，戒烟戒酒戒腊肉。多蒸多煮多汤涮，戒烤戒炸戒爆炒。建议五大类食物（粮食类、蛋白质类、蔬菜类、水果类、油类）均衡摄入，在此原则下适当减少脂肪类食物的摄入，增加高纤维食物的摄入。术后还要特别注意补充富含蛋白质的食物，尤其是优质蛋白，如牛肉、鱼肉等。

148. 乳腺癌患者化疗后出现患肢乏力怎么办？

疲劳、乏力是化疗常见的副反应，70%以上的肿瘤患者会感到乏力。普通的乏力可以通过休息缓解，但化疗所致乏力即使休息也不能明显改善。之所以出现这种情况主要是由于化疗药物经肝脏代谢造成肝细胞损伤从而导致氧化改变；恶心呕吐、食欲减退，使患者营养摄入减少；排便不通畅、癌性疼痛、肿瘤消耗导致耗能增加；化疗后骨髓抑制可能出现乏力；长期心情不好、烦躁、抑郁，也易产生疲劳感。

针对以上原因，为缓解不适，建议患者：

①日常应以休息为主，避免劳累，避免高强度体力劳动，适当锻炼，例如广场舞，可以达到适当锻炼且对抗抑郁的作用，也可以根据个人喜好进行散步、慢跑、太极拳等慢速运动。

②按医嘱定期完善血常规检查，及早发现化疗后骨髓抑制，及早治疗。

③营养摄入不足所致的乏力可以通过强化止吐方案，摄入鱼、虾、蛋等优质蛋白得到缓解。

④重视排便不畅的情况，及时给予开塞露、乳果糖等缓解症状。

149. 如何进行乳腺癌引流导管的居家护理？

乳腺癌术后需留置引流管排出积液、积血，促进皮瓣与胸壁及腋窝组织的黏

抗癌日常 康复有方

附，对术后伤口愈合起重要作用。携带引流管回家的患者，应注意以下几个方面：

①妥善固定引流导管及引流瓶。不能高于伤口，防止引流液逆流，同时注意避免牵拉引流管，防止脱落。如果引流管脱出，不必慌张，应立即反折前端引流管，按住伤口，立即就医。

②保持引流管通畅与有效负压。保持引流管通畅，避免引流管折叠，变换体位时，尽量采取半卧位，以利引流，以保持有效吸引。遵医嘱保证持续的负压吸引状态，不可随意调节负压大小。

③观察并记录每天引流液的量。根据引流管的类型，在院时，学会倾倒引流液的方法，每日记录，作为医生拔出引流管的参考。如果每小时血性引流液大于 100 mL 或呈鲜红色、质地黏稠伴有血凝块且大于 50 mL，提示活动性出血，应立即就医。

④拔管后注意观察伤口有无积液、积血，若切口红肿，皮下积血积液等异常及时告知医生。

⑤注意个人卫生，切勿自行换药。

150. 乳房重建术适用于哪些情况？如何选择最佳重建时机？

乳腺癌的外科治疗已历经百年历史，手术是乳腺癌治疗的主要手段之一。对于不能保留乳房的患者来说，她们将面临乳房缺失或外形毁损，会给患者造成严重的心理负担，严重影响社会交往及家庭生活，而乳房重建是恢复其乳房外形的主要手段。在不影响乳腺癌预后及复发监测的基础上，利用自身组织或植入物，填充乳腺腺体切除后缺损，结合乳头乳晕重建、缩乳手术，实施乳房重建及整形技术，可以帮助患者重塑外形，使患者恢复自信，提高生活质量，使患者能更好地回归社会生活。

根据重建的时机，乳房重建可以分为即刻重建、延期重建及延迟即刻乳房重建3类。乳房重建可以在全乳切除的同时，通过一次麻醉过程完成，称为即刻重建。即刻重建的优点主要有：可以保留乳房原有的重要解剖结构，如乳房下皱襞、乳房皮肤甚至乳头乳晕；大大减少住院时间，节省手术费用，患者不会经历失去乳房的痛苦；且即时手术的皮肤更利于塑造乳房轻微下垂的形态，塑形效果更好，同时不会推迟术后辅助放疗或化疗，也不会增加局部复发风险。乳房重建也可以在全乳切除术后的数月或数年后进行，称为延期重建。延期重建中受区的组织条件相对较差，患者经受了失去乳房的痛苦，对乳房重建有明确需求和心理准备，通常不会影响乳腺癌的治疗；但是需要多次手术，才能达到理想的美容效果。如果乳房全切术前无法确定是否术后需要放疗，可先植入扩张器，根据术后病理学诊断和辅助治疗等情况，择期更换永久乳房假体或选择自体组织乳房重建。这种通过两个阶段完成的乳房重建，称为延迟即刻乳房重建。乳房重建的时机选择取决于很多因素，包括医护团队的能力，以及患者的意愿、身体状况和肿瘤治疗方案。重建时机的选择需要在专业的团队指导下，需根据患者一般情况、外形需求、病情等因素综合考量。

151. 乳腺癌患者规范化治疗后多长时间可以备孕？

乳腺癌患者逐渐呈年轻化趋势，很多患者在确诊为乳腺癌时还未生育或仍有生育愿望。因此，乳腺癌患者规范治疗后多久可以备孕成为年轻乳腺癌患者非常关注的一个问题。

由于化疗、内分泌治疗、靶向治疗等抗肿瘤治疗存在一定的致畸性，抗肿瘤治疗期间不建议备孕。目前没有足够的证据证明乳腺癌治疗结束后的最佳怀孕时间，普遍认为应结合患者的年龄、病理、激素受体状态等多种因素进行分析。目前国内外相关文献建议早期乳腺癌患者在完成综合治疗 2～3 年后可以尝试怀孕。中国抗癌协会乳腺癌专业委员会建议，对于淋巴结阴性的患者，可以考虑在抗肿瘤治疗结束 2 年后怀孕，对于存在淋巴结转移的患者，建议将怀孕时间推迟到治疗结束 5 年后；对于激素受体阳性的乳腺癌患者，建议内分泌治疗结束 3 个月后再备孕，直至生育后哺乳结束，再继续内分泌治疗。需要注意的是，暂停抗肿瘤药物也可能导致疾病进一步发展。因此，在月经规律、各项身体机能良好的基础上，如果决定要怀宝宝，也应和主治医师充分沟通，选择最佳的受孕时间。

在全身治疗前应当考虑生育功能保留的手段实施，目前较为广泛使用的手段包括胚胎冻存、冻卵、低温保存卵巢组织。使用促性腺激素释放激素类似物用于化疗期间卵巢功能保护的疗效尚待大规模临床研究证实。

152. 乳腺癌患者规范化治疗后如何哺乳？

哺乳期女性确诊乳腺癌，需要及时停止哺乳，原因有三点：第一，哺乳会促进垂体分泌催乳素，催乳素是一种能够促使乳腺癌生长的激素，不利于治疗。第二，肿瘤的生长会夺取患者体内大量的营养物质，患者分泌的乳汁对孩子来说营养不足，最好停止哺乳，改用奶粉喂养。第三，乳腺癌确诊后，须立刻进行一系列的抗肿瘤治疗，所使用的抗肿瘤药物有可能会分泌至乳汁中，对婴儿造成不利影响。因此，抗肿瘤治疗期间不建议哺乳。

针对规范化治疗结束后成功怀孕生产的乳腺癌患者是否能进行哺乳这一问

题，目前缺乏系统的临床研究。美国国立综合癌症网络（NCCN）指南指出对于接受保乳手术的患者，患侧乳房仍具有哺乳功能并不是禁忌证，但手术及放疗后多数患者患侧乳房乳汁分泌量可能不足或缺乏某些营养成分。对于复发风险低的患者，可以尝试哺乳，但仍需更多的临床研究获得更可靠证据。

153. 患者如何应对乳腺癌抗肿瘤治疗带来的形体变化？

乳腺癌治疗产生的形体变化会对患者的生理、心理及社会功能产生较大的影响。生活中需注意以下四个方面问题：

①乳房缺失。接受乳房切除术的患者往往会有不同程度的自卑情绪。病情不适宜或不愿意做乳房重建术的患者，可采用佩戴专业义乳来保持体形美观；通过与专业医师沟通交流，利用外科整形重建设计适合自己的整形手术方案，如假体重建、背阔肌、腹直肌肌皮瓣乳房重建等。

②毛发脱落。化疗期间常会出现头发、眉毛、睫毛等脱落。化疗结束后，体内的化疗药物逐渐代谢排出体外，毛发会逐渐生长，短时间内生长的毛发会比以前柔软，卷曲，一段时间后可恢复正常。患者只需短期应对脱发现象，用假发更换发型，选择自己喜欢的颜色、款式来装扮自己，还可以选择丝巾、帽子等装饰物进行修饰。切不可急于毛发生长而涂抹生发剂等药物。

③指甲问题。乳腺癌的一些治疗方案，会导致患者指甲色素沉着、真菌感染等，影响美观。不必惊慌，治疗结束后指甲会逐渐恢复正常，如果出现真菌感染请联系专业医师，不可随意用药，不可涂抹指甲油遮盖以免加重感染。

④体重增加。在治疗期间，由于药物、进补、活动少等原因，可能导致患者体重有不同程度的增加。此时应该监测自己的体重，保持在相对稳定的

正常范围。科学饮食，适当运动，避免盲目减肥而降低免疫功能，影响身体恢复。

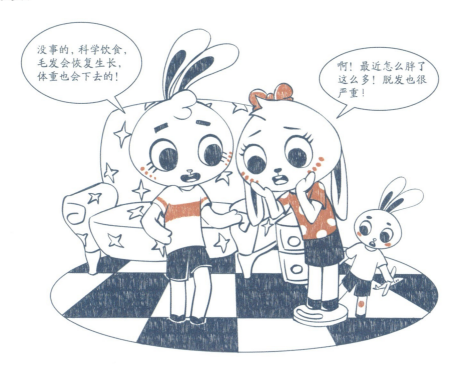

154. 乳腺癌患者根治性术后多长时间能佩戴义乳？

乳腺癌手术导致患者乳房缺失，义乳的佩戴可弥补患者躯体缺陷，有效改善外在形象。义乳又称仿真乳、人工乳房，大多数材质是医用硅胶。与身体贴合度比较好，温度随着身体变化而变化，不会有冰冷感，义乳重量、质地与乳房相似，很少有异物感，是乳腺癌患者乳房切除术后的替代品。

在手术初期，2～8周伤口还未愈合时建议使用棉质义乳，既能够美化外观又不影响伤口愈合；术后8周左右切口完全愈合后，建议佩戴有重量的硅胶义乳，它能够有效维持身体平衡；6个月后根据瘢痕的恢复情况和患者需求可尝试使用贴身型义乳。贴身义乳可佩戴一整天，建议术后 6 个月且胸部平整没有凹陷的患者选择。

155. 哪种类型的乳腺癌不易复发？

在所有乳腺癌类型中，乳腺原位癌的治疗效果最好，复发、转移的可能性最小，10 年生存率可以达到 95% 以上。乳腺原位癌是乳腺癌最早期阶段，原位癌的癌变细胞仅局限于基底膜上方的上皮细胞且尚未突破基底膜向下浸润生长，包括小叶原位癌和导管原位癌。小叶原位癌发展为浸润性癌的风险相对较小，具有癌变间期长、双侧乳房和多个象限发病的特点。普遍认为导管原位癌是浸润性导管癌的前驱病变，导管原位癌不经治疗最终可能会发展为浸润性导管癌，如能及时发现，尽早接受根治性手术治疗是可以治愈的，且无须进行术后辅助化疗或靶向治疗。手术治疗的原位癌患者，应接受规范的病情随访和体格检查。如果是浸润性乳腺癌，可能在手术或治疗后出现复发、转移，需结合患者实际情况行术后辅助治疗，降低复发率。

156. 乳腺癌治愈后应该如何进行随访？

随访的目的是了解乳腺癌患者的生存状况，评估是否复发转移，以及患者辅助治疗的依从性和不良反应等，以采取相应的临床和干预措施，更好地促进康复并改善预后。乳腺癌患者的随访频率由复发的风险决定，参照建议如下：术后 2 年内，一般每 3 个月随访一次；术后 3 ~ 5 年，每 6 个月随访一次；术后 5 年以上，每年随访一次，直至终身。如有异常情况，应及时就诊而不拘泥于固定时间。随访检查项目内容如下表所示。

抗癌日常　康复有方

常规检查项目	检查频率
肝脏、乳腺区域及淋巴引流区超声	根据术后随访频率
血常规、肝肾功能、血脂等实验室检查	根据术后随访频率
乳腺 X 线及胸部 CT	根据术后随访频率
骨扫描	如果出现相关提示症状需排除骨转移患者可酌情选择，一般每年一次
乳腺 MRI	接受保乳手术患者可选，或作为其他影像学检查的补充
妇科检查及妇科超声，如果服用他莫昔芬或子宫、卵巢未手术切除	每 3 ~ 6 个月检查一次
骨密度检测，如果患者绝经或服用第三代芳香化酶抑制剂	基线检查后每年检查一次

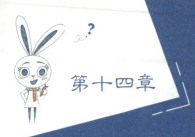

第十四章

鼻咽癌相关问题

鼻咽癌是头颈部最常见的恶性肿瘤，好发于中年男性，但可发生于任何年龄组。本病早期症状隐蔽，常因广泛浸润周围组织及发生淋巴转移后才发现，涕血或痰内带血丝为鼻咽癌最常见的早期症状之一，其他症状有鼻塞、耳鸣、耳闷胀及听力减退等。不少患者以颈部肿块或脑神经损害为首发症状就诊。鼻咽癌 80% 以上为非角化型癌，对放射治疗较敏感，所以，放射治疗是鼻咽癌的首选治疗方案，早期病例放疗后 5 年生存率可达 80%~90%。科学规范的鼻咽癌康复管理对于患者的预后和生存质量的提高有积极的帮助。

157. 鼻咽癌患者放疗后出现耳鸣、耳闷胀感怎么办？

耳鸣是指缺乏外部声源的情况下，耳内产生铃声、嗡嗡、嘶鸣等不成形的异常声幻觉，这种声音感觉可以是一种或一种以上。这些症状可单侧发生，也可双侧发生，发生时间不确定，持续时间长短不一。耳鸣、耳闷胀感不仅是鼻咽癌放疗后最常见的副反应之一，也是鼻咽癌的一个常见临床症状，需引起重视。鼻咽癌患者放疗后内耳、中耳等听觉系统可能产生放射相关炎症，从而引起耳鸣、耳闷胀；维持耳道内外压力平衡的咽鼓管发生炎症，致其狭窄，甚至闭塞，耳道压力增大，进而引起耳鸣、耳闷胀等症状。

鼻咽癌放疗后出现耳鸣、耳闷胀的患者，需要根据耳鸣、耳闷胀感对日常工作、生活的影响评估病情严重程度，进而相应处理。如未影响日常工作和生活，则无须特别处理，可继续鼻咽癌放疗后常规康复方案，如鼻腔冲洗。若耳鸣、耳闷胀感影响到日常工作和生活，则需相应治疗：

①完善听觉系统及相关系统的检查明确病因，如鼻咽、耳道查体明确是否存在炎症，磁共振明确是否存在异常占位病灶等；

②坚持鼻腔冲洗，保持鼻腔、鼻咽清洁，减轻鼻咽炎症；

③保持鼻腔、咽鼓管通畅，包括抗炎、黏液促排治疗、抗过敏治疗等，部分患者可行咽鼓管吹张术；

④若合并感染，需抗感染治疗，如中耳炎治疗；

⑤放松心态，必要时需接受心理疏导治疗。

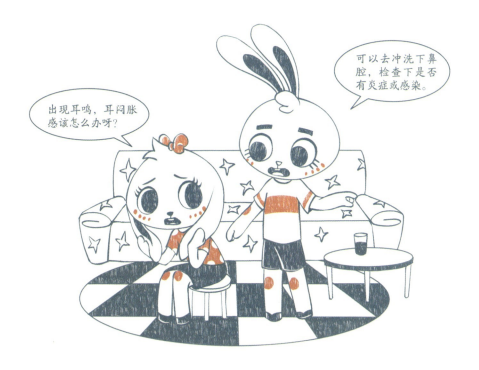

158. 鼻咽癌患者放疗后面颌、颏下及上颈部肿胀怎么办？

鼻咽癌放疗后面颌、颏下及上颈部肿胀是指放疗后一到数月后出现的肿胀，多为较均匀、对称的肿胀，部分患者局部肿胀明显，通常不伴疼痛、功能障碍以及相应区域皮肤充血。肿胀发生时间及程度因人、因放疗剂量而异，常在晨起时明显，活动后肿胀有所减轻。

放疗后面颌、颏下及上颈部肿胀主要是由淋巴引流通路被放疗破坏所致，放疗剂量越高，淋巴管损伤越重，狭窄、闭塞概率越高，回流不畅越严重，面颌及颏下肿胀就越明显。因为鼻咽癌颈部淋巴结转移概率高，几乎所有患者需接受双侧颈部淋巴引流区的放疗，淋巴结转移阳性患者，放疗剂量高，发生肿胀概率越高，程度也越严重。

鼻咽癌患者放疗后出现面颌、颏下及上颈部肿胀，首先患者不必过于紧张，大部分程度较轻，不会对日常工作及生活造成太大影响，且很少出现严重后遗症。其次，随时间推移，肿胀会缓慢改善，多持续 1 ~ 2 年，虽不会完全恢复，但也不会对外观及生活造成明显影响。部分肿胀明显患者，或者自觉肿胀明显影响日常工作、生活的患者，可以安排相应的治疗：

①请放疗专科医师评估肿胀具体原因，如是否合并肿瘤，是否并发感染等；

②进行适度的颈部锻炼，加快血液循环，促进液体回流，减轻肿胀；

③控制水、钠摄入，必要时行消水肿药物治疗；

④可尝试活血化瘀的中药调理。

159. 鼻咽癌患者放疗后口干怎么办？

口干即口腔干燥，是唾液分泌不足引起的一种临床症状。患者主要表现为

抗癌日常　康复有方

口干，需频繁饮水，进食干硬食物困难，需汤水，部分患者甚至因频繁起夜饮水而影响休息。

唾液腺紧邻鼻咽癌放疗靶区，会受到一定剂量照射，唾液腺细胞对射线敏感，放疗后必然造成部分细胞死亡，导致唾液分泌减少，从而产生口干症状。不同的患者，唾液腺接受的放疗剂量和体积不同，因此口干的严重程度及恢复也存在差异。

口干是鼻咽癌放疗患者最常见的副反应之一，患者不必过分担忧。大部分患者在放疗后都会有一定程度的恢复，恢复程度与唾液腺接受的剂量、照射体积及个人体质有关。口干症状明显，影响日常工作、生活者，可以安排相应的处理：

①保持良好心态，接受既定事实，通过积极治疗，可减轻症状，改善生活质量；

②毛果芸香碱药物治疗，该药物可刺激唾液腺分泌唾液，具有一定疗效，但应在专科医师指导下用药；

③中药治疗，部分中药具有生津、止渴的功效，可在一定程度上改善口干；

④饮食调理，日常饮食可适当增加汤水类食物，适当偏酸类食物，刺激唾液分泌；

⑤保持口腔卫生，防止唾液分泌不足导致其他并发症，如龋齿等。除治疗外，专业的放疗团队，精准的靶区勾画，严密的唾液腺保护，可最大限度减小唾液腺的受照射剂量体积，减少伤害，保留唾液腺功能。

160. 鼻咽癌患者放疗后出现放射性皮炎怎么办？

鼻咽癌放疗相关皮炎是放射线引起的皮肤急性放射性损伤，主要发生在双侧面部及颈部，临床表现为照射区内皮肤的色素沉着、干性脱皮、皮肤充血、肿胀、炎性渗出、毛发脱落、皮肤瘙痒、刺痛，严重者可出现皮肤破溃、溃疡，甚至感染、坏死等。

放射性皮炎是鼻咽癌放疗患者最常见的副反应之一，几乎所有患者都会发生，只是发生的时间及严重程度不同。放射性皮炎的治疗，首先需要评估病情的严重程度，针对不同病情，予以不同治疗。总体上，需做好以下几点：

①保持良好心态，寻求专科医师帮助，积极配合治疗，绝大部分患者都能得到良好恢复；

②预防、保护措施，保持放疗区皮肤干燥、清洁，避免搔抓、摩擦、化学制剂刺激，避免阳光直晒，日常可用医用射线防护喷剂；

③若无症状，可观察，若合并疼痛、瘙痒等不适，可外敷三乙醇胺，外用激素软膏、炉甘石洗剂、维生素 E 软膏等；

④若皮肤出现破溃，必须在专科医师帮助下进行治疗，包括促黏膜修复治疗、抗感染治疗等，罕见皮肤坏死患者甚至需要植皮手术；

⑤全身辅助治疗，根据病情严重程度予以不同方案，包括高蛋白、高维生素饮食、抗氧化剂、止痛、中药制剂等。

161. 鼻咽癌患者放疗后出现神经性耳聋怎么办？

由听神经、听觉传导通路或各级神经损害导致的声音感受与神经冲动传递障碍造成的听力减退，统称为感音神经性耳聋。部分鼻咽癌患者放疗后会出现这一副反应，主要表现为听力下降。

鼻咽癌放疗时，内耳等听觉系统必定会受到一定剂量体积照射，内耳对射线敏感，放疗造成部分细胞死亡，导致听觉功能障碍，听力下降。听力损伤程度与听觉系统放疗剂量体积有关，因此，并不是所有患者都会出现神经性耳聋，该副反应主要发生在鼻咽癌原发病灶侵及内耳周围组织的患者。对于听力下降症状明显，影响日常工作、生活的患者，可以安排相应的处理：

①寻求专科医师帮助，完善检查，明确听力下降病因，针对病因治疗；

②若明确为放疗相关神经性耳聋，治疗难度较大，不易恢复正常，需开导患者接受既定事实；

③活血化瘀治疗，主要是扩张内耳血管，降低血液黏稠度，还可配合糖皮质激素、B 族维生素、能量合剂等药物治疗；

④可佩戴助听器，人工耳蜗帮助患者改善听力下降导致的不适。

162. 鼻咽癌患者放疗后出现分泌性中耳炎怎么办?

分泌性中耳炎是以中耳积液及听力下降为特征的中耳非化脓性炎性疾病，主要表现为患侧听力下降，部分患者会出现耳痛，可单侧发生，也可双侧发生。分泌性中耳炎是鼻咽癌放疗后最常见的副反应之一，也是鼻咽癌最常见的临床症状之一。咽鼓管阻塞是造成分泌性中耳炎的重要原因，鼻咽癌放疗后咽鼓管放射性炎症是导致咽鼓管阻塞的主要因素。

对于鼻咽癌放疗后出现分泌性中耳炎的患者，需安排相应治疗：

①完善检查明确病因，如鼻咽癌原发灶未控，咽鼓管炎症、阻塞等；

②坚持鼻腔冲洗，保持鼻腔、鼻咽清洁，减轻鼻咽炎症；

③保持咽鼓管通畅，包括抗炎，抗过敏，黏液促排等治疗，部分患者可行咽鼓管吹张术；

④若合并感染，需抗感染治疗；

⑤鼓膜穿刺引流，必要时可行鼓膜置管术等手术治疗。

163. 鼻咽癌患者放疗后出现口腔黏膜炎怎么办?

鼻咽癌放疗相关口腔黏膜炎是鼻咽癌放射治疗过程中常见的并发症，常引发口腔黏膜溃疡、出血、感染等，导致患者口腔、咽喉部疼痛，进食和吞咽功能下降，严重者会影响患者生活质量，导致放疗中断，影响患者预后。

绝大部分鼻咽癌放疗患者都会发生放射性口腔黏膜炎，发生时间及严重程度因人而异。对于放射性口腔黏膜炎的治疗，首先需要评估病情的严重程度，针对不同病情，予以不同治疗，且在治疗中需根据病情动态评估，及时调整治疗策略。总体上，需做好以下几点：

①保持良好心态，加强漱口，早晚刷牙，保持口腔清洁；

②避免干硬、刺激性食物，予以高蛋白、高维生素及高纤维饮食；

③对于轻度疼痛，可观察，或解热镇痛药对症治疗，并行黏膜保护治疗，促黏膜修复治疗等；

④若为中重度疼痛，或影响进食，必须寻求专科医师帮助，行专科治疗，包括止痛治疗、促黏膜修复治疗，必要时还需抗感染治疗等；

⑤其他并发症的治疗，包括营养支持治疗、中药调理治疗等。

164. 鼻咽癌患者放疗后发生鼻窦炎怎么办？

鼻咽癌放疗中及放疗后会引起鼻咽部及鼻腔内及窦口周围组织的刺激反应性肿胀充血，导致鼻塞及鼻窦口堵塞，发生阻塞性鼻炎和鼻窦炎。鼻窦炎会影响呼吸和睡眠，从而影响患者生活质量。可进行如下处理：

①学会鼻咽冲洗技术，用鼻咽冲洗器将鼻腔内的分泌物冲洗干净，之后使用滴鼻剂，如收缩血管的呋麻滴鼻剂，或者抗生素滴鼻剂，帮助血管收缩，将肥大的鼻甲稍微收缩，呼吸即可通畅；

②部分患者放疗后发生鼻窦炎，严重者也可导致鼻塞。如果严重到影响患者呼吸，可用抗生素治疗；

③部分患者肿瘤侵犯鼻甲，此时鼻甲因较高照射剂量导致粘连从而引起鼻塞。此类鼻塞开始时可用鼻腔冲洗，若肿胀和粘连比较严重，可去耳鼻喉科采取局部手术的方法进行缓解。

165. 鼻咽癌患者放疗后张口受限怎么办？放疗期间如何正确刷牙、清洁口腔？

鼻咽癌放疗后张口困难是由于放疗后患者颞颌关节面纤维化，或因咀嚼肌萎缩导致。正常情况下，颞下颌关节周围的组织是柔软的，放疗后，关节周围组织会出现纤维化，通俗来说就是使柔软的组织变为坚硬的组织。颞下颌关节周围组织纤维化就会限制关节运动，进而导致张口受限。避免张口困难的发生主要在于预防，因此需叮嘱放疗后患者张口运动，按摩颞颌关节，如果已经形成张口困难，可以用开口器，逐步使口张大。张口运动，每天练3～5次，每次练15～20分钟。部分患者依从性较好，放疗后随访时则没有张口受限；部分患者依从性较差，复查时嘴巴张开非常困难，无法进食。如果出现了严重的张口受限，没有特别有效的药物。

放疗期间，由于腮腺、颌下腺均紧邻照射范围，放疗可能导致其功能受损。口腔内的唾液分泌减少，口腔的自我清洁作用减弱，常有口干、咽部干痛、口腔溃疡等症状。为了保持口腔清洁，可配制淡盐水漱口，每日 5 ～ 6 次。同时鼓腮及吮吸交替动作含漱 1 ～ 2 分钟，以清除食物残渣及其他污垢。每日早晚含氟牙膏、软毛牙刷刷牙，每次 2 分钟，以便牙齿表面形成保护层保护牙冠。每日 3 次张口训练操，使口腔黏膜皱襞处进行充分的气体交换，破坏厌氧菌的生长环境，防止口腔感染。

166. 鼻咽癌患者放疗后颈部皮肤纤维化怎么办？

放疗后颈部皮肤纤维化是因颈部皮肤和肌肉经射线照射后，血管内皮损伤，内皮细胞坏死脱落，血管通透性增加，白细胞渗出血管外并聚集到感染和损伤部位，其被激活后，通过释放蛋白水解酶、化学介质和氧自由基等，发挥吞噬和免疫作用，进而引起机体的正常组织损伤。组织损伤严重时，大量纤维蛋白原渗出，而渗出的纤维素过多、中性粒细胞较少或组织内抗胰蛋白水平过高，导致渗出的纤维素不能被完全吸收，在细胞外基质中持续性沉积，并发生机化。随着时间的延长，部分血管退行性变，软组织的弹性消失而变硬，重度患者硬如板，严重影响其颈部活动功能。放疗后颈部皮肤及肌肉纤维化在早期并无明显表现，晚期发现时已不可逆转，因此提前预防至关重要。需要在放疗过程中及放疗后的 6 个月至 1 年内开展有效的预防措施。放疗后按摩及系统性颈部运动可预防头颈部功能障得，可以改善局部组织血供及清除炎症产物，延缓颈部纤维化进展。坚持每天进行颈部"米"字操锻炼，每次持续 20 分钟以上，可起到显著的预防效果。

167. 鼻咽癌患者放疗后经常鼻出血怎么办?

鼻咽癌放疗会破坏患者鼻咽部及鼻腔的黏膜，使正常的分泌功能及清洁功能降低甚至丧失，可能继发感染导致黏膜损伤出血；放疗后鼻腔鼻咽干燥也是导致出血的常见原因，所以放疗后患者很有可能会有鼻部出血的现象。需要与鼻咽肿瘤复发、鼻部的其他疾病鉴别，有的鼻咽癌患者本身就合并鼻腔鼻窦黏膜炎症、鼻腔毛细血管瘤、鼻中隔偏曲、鼻中隔前段的毛细血管扩张等基础疾病，这些均会导致鼻出血。排除以上情况引起的鼻出血，在出血时患者要保持坐位，

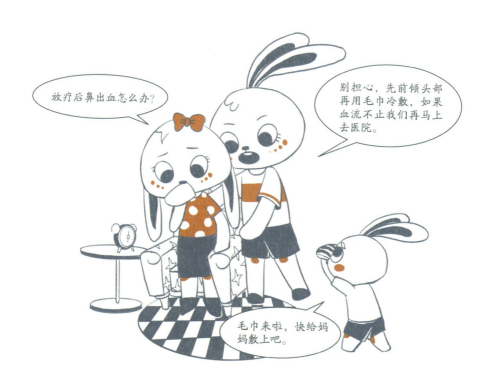

头略向前倾，可适当使用黏膜收缩剂，如呋麻滴鼻液滴鼻；可以用冷水敷在前额部或者后颈部，待出血减少时，压住鼻腔出血的一侧，达到止血的目的，如果出血量比较大并且血流不止，需及时就医。放疗后需坚持使用生理盐水清洗患者鼻腔，也可以使用薄荷滴鼻剂来湿润鼻腔。

168. 为什么鼻咽癌患者放疗后要坚持冲洗鼻腔？

由于鼻咽部的特殊解剖位置，在获得放疗治疗良好疗效的同时，周围组织结构会不同程度地受到累及，引起相关放射不良反应。患者出现鼻、口、咽干燥，咽痛，鼻塞，鼻腔分泌物增多，甚至鼻道堵满黏稠分泌物或脓血性分泌物。若不及时冲洗会导致局部细菌繁殖而造成感染，坏死组织未及时排出也会影响局部放疗射线剂量分布及肿瘤细胞对射线的敏感性。有效的鼻腔冲洗不仅起到物理性扩张鼻腔、松解粘连的作用，还可减轻患者黏膜反应，提高患者的舒适度和生活质量，是配合鼻咽癌治疗的重要辅助手段之一。

患者应选择合适的鼻咽冲洗器、正确的冲洗方法和冲洗溶液，并在专业医师的指导下冲洗鼻咽。具体方法如下：

①患者取坐位，将干毛巾围于胸前，面前放接水桶，身体稍向前倾、低头；

②指导患者将冲洗器上端鼻塞器堵住一侧鼻孔，嘱患者按住对侧鼻孔，张口呼吸，轻捏洗鼻器，同时嘱患者轻轻回吸，使洗鼻液缓缓流入鼻腔，再轻轻松开洗鼻器，使洗鼻液由患者口腔流出，如此反复，连续轻柔挤压，直到洗净鼻腔为止；

③同法冲洗另一侧鼻腔；

④冲洗结束后用温水漱口，用纱布擦干口鼻；

⑤指导患者弯腰使鼻尖朝向地面，使鼻内余水流出，再深弯腰使鼻尖朝向膝部，使鼻内余水进一步流出；

⑥告知冲洗过程中的注意事项。患者住院期间行鼻腔冲洗的次数有限，出院后仍需自行冲洗，且时间远长于院内冲洗时间，除了放疗期间坚持每日鼻咽冲洗 1 ~ 2 次，放疗后仍需每周冲洗 3 ~ 4 次，持续时间不少于 6 个月。如果有鼻腔出血现象，需停止鼻腔冲洗。

169. 鼻咽癌患者治疗后为什么要定期做鼻咽镜检查？

鼻咽喉部各器官位置较深，生理结构复杂，不易直接窥及，须利用特殊的检查设备。软管鼻咽喉镜（包括纤维鼻咽喉镜和电子鼻咽喉镜）检查时患者痛苦小，简单方便，在鼻咽喉部疾病诊断中发挥重要作用。鼻咽喉镜管径小且可弯曲，光亮度较强，能够直接探入到鼻咽喉腔内，是观察鼻咽喉部表面黏膜情况的最佳手段。电子鼻咽镜检查主要用于检查鼻咽部的病变，当然鼻腔的病变也能通过其发现。如有以下几种情况应行电子鼻咽镜检查：

①体检发现 EB 病毒抗体阳性者：EB 病毒与鼻咽癌有高度相关性，若发现 EB 病毒抗体阳性应常规行电子鼻咽镜检查，排除鼻咽部病变；

②有可疑鼻咽癌的临床表现：鼻咽癌的临床表现主要包括回吸涕带血、颈部淋巴结肿大、耳闷耳胀等分泌性中耳炎症状及晚期脑神经症状，有上述表现之一的患者应常规行电子鼻咽镜检查；

③鼻咽癌放化疗后常规复查：鼻咽癌治疗后应定期随访，电子鼻咽镜检查是随访的重要内容之一，可以发现早期的复发灶；

④有鼻咽癌家族史行常规体检者；

⑤有鼻塞、流涕或者鼻出血怀疑鼻腔病变者。电子鼻咽镜检查通常无明显刺激、患者反应轻、痛苦小，无须有任何恐惧心理。

170. 鼻咽癌患者放疗前为什么要进行拔牙等口腔准备？

鼻咽癌是治疗效果比较好的恶性肿瘤之一，早期鼻咽癌治愈率可达80%～90%，即使局部晚期、无远处转移的鼻咽癌患者，治愈率也超过60%，因此一定要积极治疗。放射路径上有任何的感染病灶，都将影响放射治疗的效果，治疗后感染病灶也会越发严重。鼻咽部与口腔比邻，进行放射治疗时，口腔会受到一定剂量的照射，患者如果有龋齿，需要在放疗前进行早期处理。放射治疗后大约2年内不允许拔牙，因为拔牙后很容易引起颌骨坏死，特别是下颌骨坏死，一旦颌骨坏死，会给患者造成更大的困扰。因此，鼻咽癌放疗前

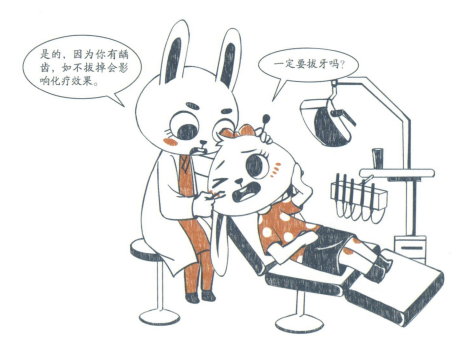

抗癌日常 康复有方

一定要检查牙齿，如果发现有龋齿，金属假牙等情况，建议拔掉。

171. 鼻咽癌患者经外周置入中心静脉导管后有哪些注意事项？

经外周置入中心静脉导管（PICC）可以减轻长期输液患者反复针刺的痛苦，能有效避免外周血管静脉炎症。置管后为了保持输液管以及避免并发症，需要注意以下事项：

①PICC穿刺后置管侧上肢24小时内手臂不能过度用力，避免穿刺点出血，可做适当手腕、手指活动，以促进血液循环。48小时后患者可以从事一般日常工作，如擦桌扫地、洗碗、洗菜等，但活动幅度应控制，置管侧手臂不宜做肩关节大幅度甩手运动，提物不超过5 kg。

②不要在置管侧手臂上方扎止血带、测血压，衣服袖口不宜过紧，可用干净的女士无跟袜或透明袜子减去袜头和松紧带，套在外露的PICC导管处，防止导管脱出。

③做CT和MRI检查时，禁止使用高压注射泵推注造影剂（耐高压导管除外）。

④导管禁止接触锐器和锋利的物体，避免导管被切断。

⑤沐浴前用一块干毛巾包裹在穿刺部位，再用保鲜膜在置管穿刺点上下10 cm处缠绕3～4圈，然后用胶带或橡皮筋封闭好保鲜膜的上缘和下缘，确认封闭妥善无误后再进行沐浴。沐浴后应及时观察穿刺处贴膜是否有潮湿现象，如有异常请及时更换。

⑥每周定时到医院进行专业护理。如出现贴膜褶皱、滑落等现象及时到医院处理。

⑦为避免导管血栓，需要预防性抗凝治疗。

⑧如发现以下情况请及时就医处理：透明敷料污染、卷边、潮湿等导致导管不完全脱落时；穿刺点及周围皮肤有瘙痒、皮疹、红肿、肿胀、疼痛、有分泌物、活动障碍等异常情况时；输液时疼痛、输液停滴、缓慢等异常情况时；导管内有血液反流，外露导管打折、脱落、漏水等异常情况时；导管断裂或进入体内时；置管侧的手臂有水肿或胸部有麻木、疼痛、烧灼感，呼吸困难时；排除其他因素引起的发热时。

172. 鼻咽癌患者治疗后多长时间复查一次？达到完全缓解后还会复发吗？

虽然鼻咽癌在恶性肿瘤中总体预后较好，但是仍然有复发转移的风险，5年累计复发转移风险约20%，早期发现并及时处理复发转移灶对患者预后至关重要，因此需定期规律随访，做到早发现、早治疗。一般情况下，2年内每3个月复查一次，2~5年每6个月复查一次，5年后每年复查一次。如果有病情变化随时就诊。复查项目主要包括：血常规、肝肾功能、EB病毒、免疫功能、甲功、鼻咽喉镜、鼻咽MRI、颈部MRI、腮腺和颈部超声、胸部CT、腹部CT或超声或MRI等。在无骨转移的情况下，骨扫描每6至12个月复查一次。

早期（Ⅰ期、Ⅱ期）鼻咽癌治愈率达80%~90%以上，局部中晚期的治愈率也可以超过60%。但早期鼻咽癌仍有复发的可能，复发的定义是根治性治疗后6个月，期间肿瘤组织达到完全缓解，随后再次出现肿瘤增长。必须认识到鼻咽癌属于恶性肿瘤，恶性肿瘤具有无限复制、自给自足、对抑制信号不敏感、逃脱细胞凋亡、组织侵袭和转移的能力，这是目前医学水平无法完全解决的，所以治疗后有复发转移的可能。积极、科学、系统、精准的治疗是降低复发转移的核心；治疗以后规律复查、坚持康复训练有助于患者长期存活率的提高。

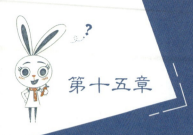

第十五章

甲状腺癌相关问题

甲状腺是人体非常重要的腺体，属于内分泌器官，位于颈前部，呈 H 型，其主要作用是合成、分泌甲状腺素，支持人体的生长发育和营养代谢，帮助储存和利用能量。甲状腺癌是一种起源于甲状腺滤泡上皮或者滤泡旁上皮细胞的恶性肿瘤，也是头颈部最为常见的恶性肿瘤之一。甲状腺癌的发展速度相对于其他癌症较慢，只要在早期发现，通过手术治疗，超过 90% 的患者可以治愈，且生存期超过 20 年，复发概率小，即使复发，还可以再次手术。虽然甲状腺癌手术有很好的治疗效果，但是也有可能出现术后复发或癌细胞转移，所以术后康复护理尤为重要，切不可大意。

173. 甲状腺癌患者术后伤口如何护理？

医生已经对甲状腺癌手术切口进行了一定的保护措施，包括使用组织胶水涂敷，美容缝合及组织胶布贴敷等，整体来说手术切口非常安全，不会轻易发生感染，患者应尽可放心。期间患者和家属需注意以下问题：

①手术当天患者禁食，配合护士监护患者生命体征、护理患者的尿管，记录输液的时间和次数等。

②保持伤口敷料清洁干燥，保持引流管引流通畅，勿弯曲、折叠、受压，

勿使负压引流器高于伤口，以免引流液逆流造成感染。

③观察有无颈部肿胀、呼吸困难等不适，如出现敷料被血液渗湿，引流液颜色、性质及量异常等情况，及时告知医护人员。

④由于患者的情况不同，有一部分患者可能在术后会戴 1～2 根颈部引流管，术后放置颈部引流管是防止术后因切口渗血、渗液，引起气管受压导致呼吸障碍。未拔除引流管的时间段禁止颈部大幅度转动，行颈部淋巴结清扫术者，切口愈合后开始行颈肩部功能锻炼操，预防颈部活动受限及肩下垂，坚持至出院后 3～6 个月。

⑤保持手术切口部位的清洁，拆线后且伤口愈合好可正常洗澡。

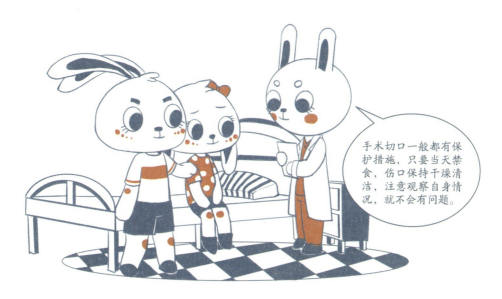

手术切口一般都有保护措施，只要当天禁食，伤口保持干燥清洁，注意观察自身情况，就不会有问题。

174. 甲状腺癌患者术后出现声音嘶哑怎么办？

人们平时的呼吸、说话、唱歌等行为需要通过声带的一张一合来协助完成，而声带的这种张开闭合则需要通过喉返神经进行支配。甲状腺和负责支配发声肌肉的神经——喉上神经和喉返神经紧贴在一起，因此手术可能造成神经损伤。

甲状腺癌患者术后出现声音嘶哑，首先要完善电子喉镜检查，明确声音嘶哑的原因，若存在声带应激性炎症、水肿，可给予抗炎治疗和雾化吸入，声音嘶哑可逐渐缓解，声音恢复正常。若不是声带因素引起的，则考虑手术引起的喉返神经损伤所致，但需要区分永久性或短暂性神经损伤。对于短暂性神经损伤，常由喉返神经牵拉受损或水肿所致，此时可服用维生素 B12、甲钴胺等营养神经药物或针灸理疗，声音嘶哑症状一般在 3～6 个月后就能好转或完全恢复；也可进行理疗、发声练习，帮助神经自我修复。永久性神经损伤较少见，多是由肿瘤侵蚀或手术直接损伤导致，受损的神经无法完全恢复正常。不过人体有自我补救措施，正常一侧的声带功能会逐渐增强，起到代偿作用，声音嘶哑程度会有所减轻，这个代偿过程需要 6 个月以上；此外，永久性神经损伤可通过手术治疗，会改善声音嘶哑的状况。

175. 甲状腺癌患者术后出现手足抽搐怎么办？

甲状旁腺分泌甲状旁腺激素，调节人体钙、磷元素代谢的平衡，升高骨骼、肾脏等器官中的血钙浓度。而钙离子对于维持肌肉和神经的正常功能不可或缺。手足抽搐是甲状腺癌术后常见的并发症。甲状腺癌患者术后出现手足麻木，甚至抽搐，可能是术中误切或挫伤甲状旁腺，引起甲状旁腺功能减退继而导致低钙抽搐，多发生于术后 1～3 天，尤其是甲状腺全切患者易出现，需要及时复查甲状旁腺激素及血钙确定原因。

①仔细检查切下的腺体，若发现有甲状旁腺，立即移植于颈部肌肉层中。定时巡回、严密观察，注意面部、口唇周围和手、足有无针刺和麻木感。

②饮食适当控制，限制含磷较高的食物，如牛奶、瘦肉、蛋黄、鱼类等。给予患者高钙低磷食物，如绿叶蔬菜、豆制品和海味等，同时，还可以服用碳酸钙颗粒和维生素 D3 积极补钙。

③平时多晒太阳，也有利于皮肤当中的 7- 脱氢胆固醇转化为活性维生素 D3，从而促进食物当中钙离子的重吸收。每周测血钙或尿钙一次，随时调整用药剂量，抽搐发作时，应立即静脉缓慢推注 10% 葡萄糖酸钙，以解除痉挛。

176. 甲状腺癌患者术后咳痰有血丝怎么办?

甲状腺手术属于四级手术，是难度较大的手术。甲状腺手术采用气管插管全身麻醉，还会使用喉返神经监测等特殊插管，由于插管管壁存在电极，管壁

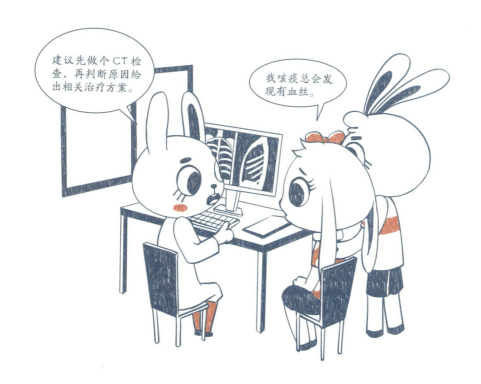

较硬，插管拔管过程中难免会损伤气道黏膜。如果手术时间过长，导管对患者气道的刺激就会加重，会导致术后局部小毛细血管出血，导致术后咳痰有血。所以甲状腺癌患者术后咳痰有血丝，考虑手术全麻气管插管引起的喉黏膜损伤，如果咳痰有血过多，可能表明损伤较重，也有可能是肺部病变引起，建议完善喉镜及肺部 CT 检查。如因气管插管引起，一般术后咳痰有少量出血，不用恐慌，予以雾化处理；如症状加重，出现咯血，可服用止血药或内镜下止血；如由肺部病变引起，建议到胸外科完善相关检查，再做处理。

177. 甲状腺癌患者术后需要终身服药吗？

甲状腺是人体最大的内分泌器官，可以合成和分泌甲状腺激素，甲状腺激素对于人体的生长发育及新陈代谢是必不可少的物质。甲状腺癌术后，大多数患者需要终身服药，但是否用药需要根据甲状腺癌手术时切除部位的大小而定，具有一定的差异性。甲状腺半切患者术后需服用优甲乐促甲状腺激素抑制治疗，因为促甲状腺激素有同时刺激甲状腺组织和癌组织增生的作用，所以它是甲状腺乳头状癌术后的重要辅助治疗方案。是否需要终身服用则根据患者自身情况而定。如果患者 5 年后没有复发，则认为是临床治愈，此时可以停用优甲乐，复查甲状腺功能，如果对侧甲状腺腺叶还可以分泌足够的甲状腺激素，此时不需要给予补充甲状腺激素治疗，并且甲状腺癌术后放疗或者化疗也是短期用药，所以说采用甲状腺部分切除的甲状腺癌患者不需要终身用药。但如果甲状腺癌体积比较大，选择甲状腺全部切除，患者术后就会出现甲状腺功能低下，需要终身使用甲状腺激素进行补充治疗。

抗癌日常　康复有方

178. 甲状腺癌患者术后可以吃海鲜及含碘高食物吗？

甲状腺癌被戏称为"懒癌"，预后良好。如果是甲状腺次全切（半切），说明患者属于低危组，就算吃点含碘量高的海鲜，剩余的正常甲状腺组织并不会导致肿瘤复发。况且，在促甲状腺激素抑制治疗的情况下，正常甲状腺组织的功能逐渐减弱，对碘的摄取会逐渐降低。

对于术后需要做碘-131治疗的甲状腺癌患者，在前后1～2周内需要低碘饮食，此时忌食海鲜。此种情况适合于分化型甲状腺癌患者，尤其是病理类型为乳头状癌或滤泡状癌。目前，国内甲状腺癌碘-131治疗均是住院治疗，期间严格禁碘，不用担心海鲜对碘治疗的影响；患者一般在喝碘3～5天后出院，此时体内甲状腺残留病灶或转移病灶，能吸碘的都已经"喝饱了"，因其竞争性抑制关系，就算吃再多含碘量丰富的食物，也不会影响治疗效果，所以，

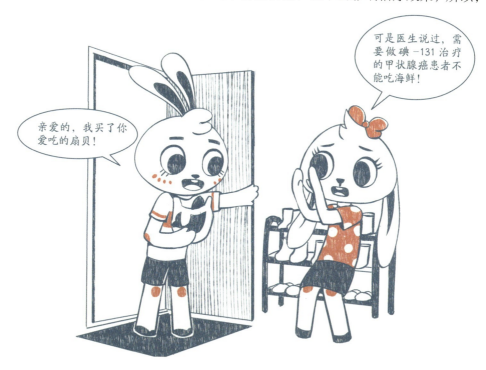

分化型甲状腺癌患者在碘 -131 治疗后，是可以吃海鲜的（前提是近段时间不再行碘 -131 治疗）。对于已采取碘 -131 治疗且已"毕业"的甲状腺癌患者，体内基本上不存在所谓的癌细胞了，也没有任何组织细胞能够摄取碘，是可以吃海鲜的。

但需要注意的是，对于在行碘 -131 治疗时，发现有多处转移，且病灶吸碘明显的甲状腺癌患者，不建议食用含碘量高的食物。

179. 甲状腺癌患者术后脖子僵硬怎么办？

甲状腺癌患者术后出现脖子酸痛、僵硬，肩关节僵硬，上肢抬不起来等情况，尤其是甲状腺癌根治术并颈淋巴结清扫患者，术后如果功能锻炼不到位，就有可能出现这些症状，即肩臂综合征，其是甲状腺癌术后常见的并发症之一。患者术后早期进行颈部功能锻炼，有利于缓解颈部僵硬、减少瘢痕挛缩的发生，但部分患者由于颈部手术伤口疼痛，或缺乏相关知识，早期行颈部功能锻炼的依从性差，且长时间的低头耸肩姿势可加重颈部僵硬不适。正确的颈部功能锻炼方法：

①术后 2 ～ 5 天，左右侧颈运动，幅度＜ 60°；上下活动颈部，幅度＜ 30°，交替进行，每次 5 ～ 10 分钟，一天 3 次。进行上肢屈伸锻炼及上肢肌肉等长收缩锻炼，以促进血液及淋巴回流，每次 5 ～ 10 分钟，一天 3 次。

②术后 5 ～ 10 天，进行肩部及颈部的功能锻炼，包括前举、耸肩、后伸、内收、侧举、内旋及外转，上臂爬墙等肩部锻炼动作。

③拆线后颈部做前屈、后仰、左右旋转及左右侧弯等动作，即"米"字形的颈部锻炼。

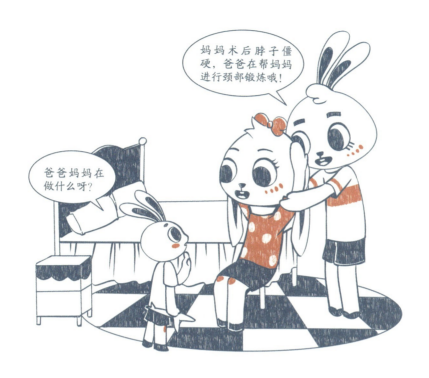

180. 甲状腺癌患者术后脖子肿胀疼痛怎么办?

甲状腺癌术后伤口处肿胀需要明确其病因后，给予针对性处理，如外部热敷、抗感染治疗、止血治疗等。

①由于甲状腺术中要移除颈部较薄的皮瓣，血流会被阻断，切口附近血液循环不畅，引起术后水肿，这种水肿会随着新血管循环的建立而逐渐消退，时间约3～6个月，也可以外部热敷以加速血液循环。

②患者在活动脖子的过程中局部伤口发生牵拉，如向左或者是向右用力转头都可能牵拉到伤口，引起脖子肿痛。

③由于家庭护理、伤口换药等处理不当引起伤口感染，早期多为伤口红肿、疼痛，加重的感染可有化脓、出血等，表现为皮下液体波动感，患者可有疼痛

或发热，具体情况应完善颈部彩超明确，必要时穿刺抽液、抗炎治疗，如形成脓肿，需沿原切口切开引流，局部换药处理，并给予敏感的抗生素治疗。

181. 甲状腺癌患者术后需要进行碘－131治疗吗？

人体内的碘被甲状腺摄取用以合成至关重要的甲状腺激素，因此甲状腺组织具有"聚碘性"。碘进入人体后，多数会像装了自动导航似的，聚集于甲状腺组织，碘－131也是一样。甲状腺肿瘤细胞有类似于正常甲状腺滤泡细胞的摄碘功能，可摄取碘－131。碘－131衰变过程中发射β射线对残留的甲状腺组织和肿瘤病灶进行照射，通过电离辐射生物学效应杀伤、直接破坏残留甲状腺和肿瘤细胞，达到治疗的目的；同时β射线射程仅2 mm，不会损伤邻近组织。

甲状腺癌术后，并不是所有患者都需要行碘－131治疗。碘-131治疗指征：①2015版美国甲状腺学会《甲状腺结节和甲状腺分化癌患者应对指南》对高危复发危险分层患者强烈推荐碘－131治疗。②对中危分层患者可考虑碘－131治疗，但其中有镜下甲状腺外侵犯但癌灶较小或淋巴结转移个数少、受累直径小且不伴高侵袭性组织亚型或血管侵犯等危险因素的中危患者经碘－131治疗后未能改善总体预后，可不行碘－131治疗。③对低危分层患者，不推荐行碘－131治疗。④对低危人群中受累淋巴结≤5个（无淋巴结包膜外侵犯、病灶＜0.2 cm）者，不建议行碘－131治疗。从便于通过监测血清甲状腺球蛋白水平及碘－131全身显像后续随访的角度来看，可行碘－131甲状腺清除治疗。

182. 甲状腺癌患者术后需要行促甲状腺激素抑制治疗吗？

促甲状腺激素抑制治疗是甲状腺癌患者术后的重要治疗方法之一。分化型甲状腺癌（乳头状癌、滤泡状癌）的癌细胞膜表面有促甲状腺激素（TSH）受体表达，体内的 TSH 与细胞表面的受体结合后，可以刺激甲状腺癌组织复发和增生。所以需要抑制 TSH 以降低甲状腺癌的复发率。然而，TSH 抑制治疗并不适用于所有甲状腺癌患者。对那些不表达 TSH 的甲状腺癌（如未分化癌、髓样癌），即使将 TSH 抑制到很低的水平也不能抑制肿瘤生长。因此，TSH 抑制治疗是分化型甲状腺癌（DTC）术后的重要一环，即术后（特别是全切除或近全切除术后）应用甲状腺激素将 TSH 抑制在正常低值或低于正常下限，一方面可以补充 DTC 患者所缺乏的甲状腺激素，另一方面可抑制 DTC 细胞生长。TSH 抑制越低，越能降低甲状腺癌的复发风险。然而，TSH 抑制越低意味着要补充更多的甲状腺激素，药物副作用的风险也极大增加。因此，在制定 TSH 抑制的目标值时，要进行双风险评估，在评估甲状腺癌复发风险（高危、中危和低危）的同时，要进行甲状腺激素抑制治疗药物副作用的风险评估（高危、中危、低危），根据评估结果，制定个体化治疗目标并动态调整。

183. 甲状腺癌患者术后需要终身补钙吗？

甲状腺癌术后，患者是否需要终身补充钙剂，是根据甲状腺癌手术的情况、甲状腺癌切除范围大小所决定的，具体需要根据术后甲状旁腺激素（PTH）和血钙的复查结果来确定，通常于术后第 1 天、第 3 天和 1 个月常规复查血清 PTH 和钙。若甲状旁腺正常，术后就不需要终身补钙，如果术中损伤或切除甲状旁腺，则需要终身补钙。

①不需要终身补钙：甲状腺全切手术通常适用于甲状腺癌或者甲状腺功能亢进的情况，若手术中没有损伤甲状旁腺，而且甲状旁腺没有发生病变，保持

完好，则不影响钙质在机体内的利用和吸收，术后通常不用终身补钙，只需要口服左甲状腺素钠片，帮助补充甲状腺素即可；

②需要终身补钙：如果在做甲状腺全切手术时，因为甲状旁腺与甲状腺较难分离，手术操作过程中损伤甲状旁腺，或甲状旁腺发生病变而行切除，通常术后需要终身补钙，还需要监测甲状旁腺激素和血钙水平，帮助调整药物剂量。因此，甲状腺癌术后到底是否需要终身补钙治疗，一定要咨询手术医生，询问病情后，针对有效的病因给予对症治疗。

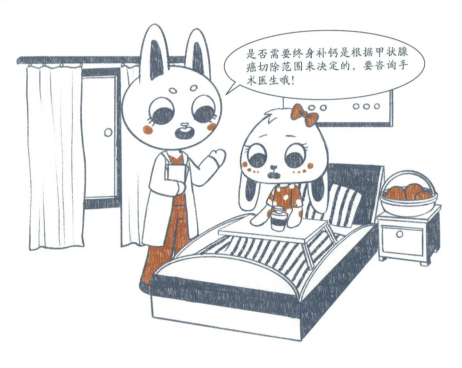

是否需要终身补钙是根据甲状腺癌切除范围来决定的，要咨询手术医生哦！

184. 甲状腺癌患者术后出现颈部瘢痕怎么办?

瘢痕是皮肤愈合过程中胶原合成代谢功能失去正常的约束控制，持续处于亢进状态，以至于胶原纤维过度增生的结果，是人体创伤后在伤口或创面自然愈合过程中的一种正常的、必然的生理反应，也是创伤愈合过程的必然结果。

术后瘢痕淡化或消除的方法有很多，和人的体质关系密切，个体效果不一。

①外涂硅酮凝胶：硅酮凝胶外涂可促进伤口愈合，预防瘢痕产生；

②维生素外敷：在瘢痕局部涂抹维生素 E，维生素 E 可以渗透到皮肤内部增加皮肤弹性，长期坚持使用可以淡化新生瘢痕；

③按摩：当瘢痕范围较窄时，按摩瘢痕可以有效加速局部血液循环，增加肌肤活性，可以辅助消除刚生成的瘢痕，但作用效果缓慢且有限；

④手术：以上方法对于陈旧性瘢痕没有明显的效果，陈旧性瘢痕或瘢痕较大时，可以通过手术的办法将瘢痕切除，术中用美容线使伤口缝合美观，术后保持伤口干燥清洁，并使用去疤药物，可以有效防止瘢痕生成。

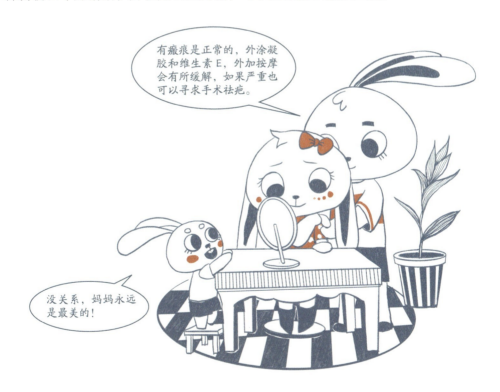

185. 甲状腺癌患者术后多久可以备孕？

甲状腺癌是常见的恶性肿瘤，但其恶性程度较低，大部分早期、中期的甲状腺癌患者，经过手术后都是可以治愈的。甲状腺癌术后并不会影响生育，但对于怀孕时间的选择，应注意在术前尽可能不要怀孕，因为怀孕和哺乳会刺激肿瘤生长，不利于产后疾病的治疗。通过规范的手术治疗将肿瘤切除干净，在确保肿瘤没有复发的情况下，半年到一年左右可以怀孕。

对于术后需要行碘-131治疗者，最好遵循专业医师的意见。一般建议女性甲状腺癌碘-131治疗结束后12个月才能怀孕，男性则是6个月后才能生育。有研究报道，碘-131治疗甲状腺癌后导致流产的危险性甚至低于饮酒、吸烟等因素；碘-131治疗甲亢和甲状腺癌是安全的，在专业医师的指导和规范治疗下，一般不影响生育，不导致遗传损害。患者备孕需定期复查甲状腺功能，调整药量，把甲状腺功能控制在正常范围之内。甲状腺素片作为补充身体甲状腺激素和抑制肿瘤复发的药物，正常剂量内不会对胎儿造成影响。怀孕期间，患者千万不能因为担心药物会损伤胎儿而私自停药，盲目停药会导致甲减，而孕期甲减将影响胎儿智力发育，甚至造成胎儿流产。

186. 甲状腺癌患者术后还会复发吗？

甲状腺癌是起源于甲状腺滤泡上皮的恶性肿瘤，根据肿瘤起源及分化差异，可以分为甲状腺乳头癌、甲状腺滤泡癌、甲状腺髓样癌及甲状腺未分化癌，不同类型的复发情况不一样。甲状腺乳头癌和甲状腺滤泡癌生物行为温和，早期手术治疗，预后较好，复发率低，可长期生存；甲状腺未分化癌恶性程度高，预后极差，如果手术不能达到根治效果的话不建议手术治疗，即使采取化疗和靼向治疗，术后仍然容易复发，如果能手术根治，生存期平均也只有 3 ~ 6 个月；甲状腺髓样癌的预后介于两者之间，平均生存时间可达到 15 年。虽然大部分甲状腺癌术后复发率较低，但依然存在复发风险，因此，甲状腺癌术后患者需要定期到医院复查，排除或早期发现肿瘤复发。此外，治疗后患者需保持心情愉悦，避免精神压力过大，平时饮食上注意增加营养丰富的食物，也可适当进行户外体育锻炼，提高身体免疫力。

187. 甲状腺癌患者治疗后多长时间复查一次？

甲状腺癌术后复发时间大多在 5 年之内。甲状腺癌患者应特别注意原手术部位或颈部是否有可触及的肿块。甲状腺癌术后，一旦出现声音嘶哑、呛咳、憋气、吞咽不畅、咯血或关节疼痛等症状，往往提示复发癌已发展到一定程度。甲状腺癌患者应根据病理、病情，如肿瘤大小、年龄、有无淋巴结转移，以及术后的病理定性来决定复查时间。一般来说，根据肿瘤复发和转移特点，通常建议患者在术后 3 年内，每 3 个月复查一次，复查项目包括血液检查、甲状腺功能检查，还包括颈部、胸部、上腹部、头颅，以及颈部淋巴结 CT、超声检查。术后 3 ~ 5 年，可以把复查频率降低为每 6 个月一次，5 年后可以每年复查一次。复查频率应随肿瘤复发风险的高低而定，髓样癌或未分化癌的恶性程度较高，预后差，建议患者行更加严密的随访或监控。由于每个人自身条件不同，一定要谨遵医嘱。

一旦发现甲状腺癌复发，患者切忌病急乱投医，切忌因悲观而放弃治疗，积极配合医生得到正确及时的治疗，仍有良好的疗效。

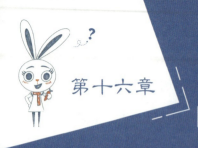

第十六章

喉癌相关问题

喉癌是来源于喉黏膜上皮组织的恶性肿瘤，是喉部最常见的恶性肿瘤，以男性居多。根据肿瘤的发生部位，喉癌大致可分为四种类型。声门上型：约占喉癌的30%，大多细胞分化差，病程发展快，多见于会厌基底部或室带部，由于该区淋巴管丰富，常发生早期颈淋巴结转移。声门型：约占60%，多发生于声带的前、中1/3处，细胞分化好，病程发展缓慢，早期很少发生颈淋巴结转移。声门下型：位于声带以下、环状软骨下缘以上部位的癌肿，较为少见，易发生淋巴结转移。跨声门癌：又称贯声门癌，指原发于喉室的癌肿，跨越声门上区和声门区，肿瘤位置深而隐蔽，喉镜检查不易发现，病程长，肿瘤发展慢。近年来，喉癌的发病率有明显增加的趋势。喉癌的术后护理对患者的预后及生活质量的提高起重要作用。

188. 喉癌患者术后需要戴气管套管多长时间？如何护理气管套管？

气管套管的拔除时间需根据患者的身体情况和手术的种类决定。全喉切除或者大部分喉切除患者术后存在拔管困难的风险，甚至可能终身戴管，而临床上分期较早、恢复良好的患者，一般在术后1个月左右可以顺利拔管。如果患者还需进行术后放疗，则拔管时间最好是在放疗结束后1个月以上。

气管套管的护理需注意以下几点：

①套管的固定：套管管口下方垫一块纱布，以减少套管与皮肤的摩擦，套管的两侧用套管系带固定在颈后方打三个外科结，松紧程度以可插进一指为宜，固定要牢固，防止气管套管的脱落。

②保持套管通畅：及时清除套管内分泌物，每隔 6 小时对气管内套管进行消毒。消毒时间不得超过半小时，以免分泌物在外套管内堵塞。套管内可滴入碘化钾或糜蛋白酶稀释痰液，家属注意勿将棉被或衣物盖住套管口，以免影响气体的进出。

③套管口邻近组织的观察：观察患者颈部及胸部皮肤情况，如出现捻发音则说明有皮下气肿的发生，如皮下气肿的范围不大则不用处理，会自行吸收；如皮下气肿范围较大，应立即通知医生处理。

④呼吸道湿化：由于患者术后气体交换未通过鼻腔，没有气体湿化的过程，因而吸入的气体较干燥，建议室内保持相对湿度80% ~ 90%，温度22 ℃左右。

189. 喉癌患者术后护理有哪些注意事项？

喉癌患者术后的护理应注意以下几个方面：

①伤口渗血情况。严格观察气管切口有无渗血，如渗血较少及时更换纱布，保持切口干燥、清洁即可，渗血较多应报告医生，需拆开整理缝线，查找原因止血。观察切口周围皮肤有无皮下气肿，若有痰污染应及时更换纱布，一般每天更换 2 次，每次更换时用 0.5% 碘伏棉球擦洗伤口及套管 5 cm。

②呼吸道护理。向患者讲解新的呼吸方式，气体不从鼻进出而从颈部气管造口进出，不可遮盖或堵塞颈部造口；鼓励患者深呼吸和咳嗽，排出气道分泌物，

保持呼吸道通畅，防止肺部感染。每天应定时配合拍背以促进排痰。定期清洗气管套管。

③注意饮食。术后10余天内均需要鼻饲流食，一般应采用高热量流食或混合奶，要注意掌握进食的速度，流食的温度应保持在37～38 ℃，太快太冷都容易引起不良反应。喂食前要用温开水冲洗管道以保持通畅。

④对于全喉切除的患者，还应该注意防止异物从颈前的瘘口处掉入气管，最好给予单层纱布覆盖于颈前瘘口，上端用胶带固定。

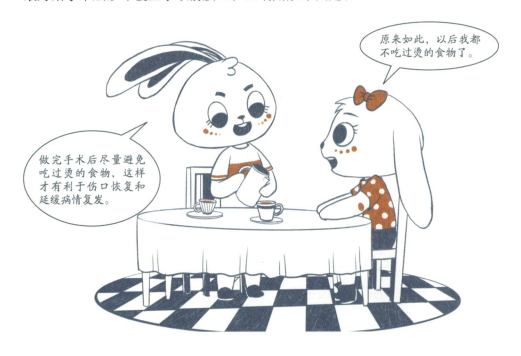

190. 喉癌患者术后气管套管脱落怎么办？

部分喉切除术后患者，一旦发生气管套管脱落，对患者来说非常危险，气管切开处或气管造口处都是患者的生命呼吸通道，如果气管套管脱落，1～2天甚至几个小时之内，就能产生气管切口封闭，导致患者呼吸困难甚至窒息死

抗癌日常 康复有方

亡。住院期间，一旦发现气管套管脱出，应立即报告医生，同时剪断固定带，使患者取去枕平卧位：

①先试行双手持气管套管底，将气管套管顺气道放回，若有阻力不成功，应将气管套管拔掉，取床旁血管钳或气管扩张器沿切口插入，并撑开气管切口软组织到气管环，呼吸困难可缓解。

②配合医生重新插入备用气管套管，固定妥当后，给患者高浓度吸氧，待血氧饱和度大于90%后可降至原始浓度。在家期间，一旦发现气管套管脱出，需要立即送到就近的医院，重新接入气管套管。

191. 喉癌患者术后佩戴导管导致周围皮肤发红怎么办？

喉癌患者术后佩戴导管导致周围皮肤发红的主要原因及解决方法：

①导管口痰液等分泌物刺激导管周围皮肤所致，此时需要使用药物减少痰液分泌，聚维酮碘溶液消毒导管周围皮肤，尽量保持导管周围皮肤干燥。

②固定气管导管的系带太紧，导管挤压患者周围皮肤所致，这种情况稍微松解导管绳子即可。

192. 喉癌患者术后还可以发音吗？

很多喉癌患者接受微创手术、部分喉切除术是可以保留喉功能的。但是，如果患者病情较重、全身状态较差，则可能需要接受全喉切除术。接受全喉切除术的患者没有喉功能，所以无法正常说话，但可以通过一些技术手段，恢复发音功能。喉癌患者术后恢复发音功能主要有三种方法：

①练习食管和咽部，产生振动发音，即无喉训练来达到发音的目的。经过

无喉训练，绝大部分患者可以通过食管发音。患者及家属也可关注当地肿瘤医院的食管发音培训班。

②使用电子喉。电子喉是外置器械，能利用电流振动颈部空气，形成声源。说话时，患者只需将电子喉设备放在颈部适当位置，启动开关，配合舌部动作，就可以进行发音了。

③接受发音重建术，利用食管、气管发音。通过手术，在患者食管、气管之间"打造"一个发音管，空气通过这里，进入食管或下咽腔时，会冲击黏膜，使患者发出声音。

193. 喉癌患者术后如何恢复呼吸功能？术后出现痰液异常怎么办？

正常情况下，鼻腔及咽部可以对吸入的空气起到加热、加湿、除尘、灭菌的作用，从而使气管及支气管内不受细菌感染。但是喉癌术后，因颈部气管造瘘，外界空气可以直接进入气管，污染气管黏膜，造成感染，从而导致呼吸道分泌物增多。虽然使用抗菌药物可以暂时缓解，但难以控制，久而久之，呼吸道习惯于新的环境，导致分泌物逐渐减少。因此喉癌患者在术后应注意保持居室内空气温暖湿润。尤其北方室内干燥时，可用加湿器增加湿度，使呼吸道的分泌物保持稀薄易于咳出，必要时可使用祛痰药物。护士也会教会患者如何吸痰。如果发现患者气道中有"呼噜呼噜"声，或者主诉痰多，应告知护士，及时吸除痰液，以免堵塞呼吸道。

绝大多数喉癌手术需行气管切开术，术后因气管套管刺激或肺部炎症，患者会出现痰液黏稠、增多甚至变黄的现象，此时应行痰培养，如果发现感染，

抗癌日常　康复有方

应尽快使用针对性抗菌药物。此外，还需要使用稀释痰液的药物，如氨溴索等，促进痰液排出，必要时需使用吸痰管吸出痰液，以免痰痂阻塞气管套管导致呼吸困难。

194. 喉癌患者术后饮食有哪些注意事项?

喉癌手术方式及切除范围大小决定了患者术后多久可以经口进食。

①激光切除术，一般术后 6 小时就可以进食半流质饮食；半喉或全喉切除术，术后禁食，留置胃管者予胃肠减压 24 ~ 48 小时，停胃肠减压后鼻饲流质，根据手术方式不同予鼻饲流质 7 ~ 14 天，防止营养摄入不足，保证鼻饲量，鼓励少量多餐，胃管注入食物，每 2 小时一次，每次 200 mL，注入食物前后用温水 30 mL 冲洗胃管。

②注意鼻饲饮食中各种营养的供给，包括热量、蛋白质、维生素、纤维素等；患者鼻饲饮食发生不适时，如腹胀、呃逆（打嗝）等，需及时处理；做好鼻饲管护理，防止堵塞、脱出。需要医生根据恢复情况决定何时经口进食，刚开始要多吃清淡易消化类流质食物，可以逐渐过渡到半流质或者正常饮食。患者恢复期间，日常饮食首先还是以蛋白质的摄入为主，推荐鱼肉或者是牛肉等高蛋白饮食，对伤口的恢复很有帮助。

③患者在进食的过程中，也应当保持适宜的食物温度，避免由于食物温度过高，而使患者喉部出现烫伤，进而引发疼痛症状。同时也需要保持少食多餐的原则，避免一次性食用过多，对患者喉部产生过长时间刺激，而延长患者的疾病恢复时间。

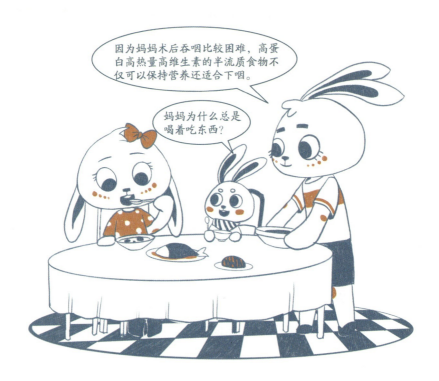

因为妈妈术后吞咽比较困难，高蛋白高热量高维生素的半流质食物不仅可以保持营养还适合下咽。

妈妈为什么总是喝着吃东西？

195. 喉癌患者术后出现咽瘘怎么办？

咽瘘，即咽喉部手术后唾液及分泌物聚集在皮下或切口处，形成脓肿并破溃渗出于皮下，从而形成的外界与咽腔相通的长期瘘口。唾液中含有的各种酶类及细菌能分解组织并黏附在瘘口，经久不愈。咽瘘是喉癌手术的并发症，是咽部黏膜和颈部皮肤间的窦道，患者在进食、吞咽唾液时，会从窦道经过咽部流到颈部。咽瘘常见的危险因素是放疗，如对患者行喉切除手术，并在术前进行放疗，因放疗后的组织愈合力较差，所以容易导致咽瘘。另外，如果患者合并糖尿病、低蛋白血症等不良因素，术后发生咽瘘的概率较大，进而影响患者的恢复过程。出现咽瘘后无须过于紧张，此时患者应增加颈部伤口换药次数，同时将伤口扩大，以利于分泌物的引流，及时清除坏死的物质，用双氧水、庆大霉素等药物冲洗伤口。换药后，小的咽瘘可以自行闭合。大的咽瘘无法愈合者，需行胸大肌皮瓣或内乳穿支皮瓣修复瘘口，以促进咽瘘的愈合。

196. 喉癌患者术后需要进行放化疗吗？

喉癌的治疗手段有手术、放疗、化疗和免疫治疗等。但由于喉部的特殊结构和作用，手术很容易影响患者的声带发声功能和其他生理功能。喉癌患者的具体治疗方案存在一定的个体差异，需要完善相关检查进行规范化评估之后才能确定，并不是所有的喉癌患者术后必须配合放射治疗。早期喉癌较局限，肿瘤组织在包膜内，行根治性手术后一般不需要放射治疗。中期喉癌患者，出现了颈部淋巴结转移，术后为避免肿瘤组织残留，一般需配合放疗等辅助疗法，通过消灭残存癌细胞来控制肿瘤的持续发展，同时降低复发率。晚期喉癌患者，可能已经不具备手术指征，需要结合放疗、化疗等手段进行综合治疗。

197. 喉癌患者术后多长时间复查一次？复查项目有哪些？

早期的喉癌手术治愈率相对较高，术后应定期随访和复查。建议喉癌患者术后2年内每3个月复查一次，复查项目包括血常规，肝肾功能，心电图以及彩超，CT等影像学检查，评估病情，排除肿瘤复发的可能性。术后3～5年每6个月复查一次，5年后可以每年复查一次。复查时间并不绝对，医生会根据患者手术情况、肿瘤性质、复查和恢复情况，为患者制订临时治疗方案。

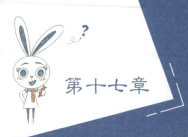

第十七章

宫颈癌相关问题

宫颈癌也称子宫颈癌，指发生在子宫阴道部及宫颈管的恶性肿瘤，是女性常见恶性肿瘤之一，发病率在女性恶性肿瘤中居第二位。全世界每年大约有 20 万妇女死于宫颈癌。其发病原因目前尚不清楚，早婚、早育、多产及性生活紊乱的妇女患病率较高。宫颈癌早期可出现阴道接触性出血，晚期可出现阴道大出血、腰痛等症状。治疗方案以手术和放射治疗为主，亦可采用中西医综合治疗，但中晚期患者治愈率很低。各种治疗手段同样会引发诸多不良症状，其中包括盆底肌功能障碍、下肢淋巴水肿、恶心呕吐、抑郁焦虑等，这些症状严重影响患者生活质量。治疗后的系统康复护理，可使宫颈癌患者尽早回归正常生活。

198. 宫颈癌患者放化疗后白细胞低怎么办？

白细胞具有很多重要的作用，它可以吞噬血液中的"异物"并产生特异性抗体，提高人体对伤病的治愈能力；同时，它还有抵御病原体（细菌、病毒等）入侵的能力，是人体免疫的重要组成部分。正常白细胞的平均寿命为 7～14 天。

宫颈癌的治疗方式有手术、放射治疗及化学治疗，放射治疗和化学治疗均有一定的副作用，其中白细胞降低是最常见的副反应之一。宫颈癌患者放化疗后白细胞降低时，建议：

①患者应及时就医，医生将根据患者骨髓抑制的程度及患者的病情和后续需要进行的治疗来决定合适的治疗方法，如口服、注射药物升白细胞治疗等。

②宫颈癌患者可以在遵医嘱对症治疗的同时，在生活中用食疗作为辅助治疗。日常生活饮食中恰当饮食，防止食用刺激性食物，多进食高营养、高蛋白、易消化的食物。足够的营养补充对提高患者机体免疫力、减少放化疗的副反应都有较好的帮助效果。

③对于接下来还需要做放化疗等治疗的患者，为了降低后续治疗的不良反应，避免延误治疗，可预防性使用长效升白细胞药物，它可以减轻患者白细胞降低的程度，减少中性粒细胞缺乏伴发热等并发症的发生。

199. 宫颈癌患者放疗后出现尿血、便血怎么办？

宫颈癌放射性治疗最常见的副反应除骨髓抑制外，就是放射性直肠炎、放射性膀胱炎，其主要表现为大便带血、小便带血。放射性直肠炎及膀胱炎又可分为急性期和慢性期。急性放射反应是指自放射治疗开始之日起3个月内发生的放射反应。放射性直肠炎和膀胱炎的急性期反应主要是指由于射线对肠壁及膀胱壁血管造成损伤使肠壁及膀胱壁局部血液循环障碍，导致局部黏膜水肿、坏死、脱落形成溃疡。慢性期一般是指3个月后，由于结缔组织增生和组织纤维化，出现肠壁及膀胱壁黏膜水肿、僵硬、质脆易出血、感染、狭窄甚至穿孔。放射性直肠炎及膀胱炎症状轻者可自愈，重者症状可持续很长时间，若不及时治疗可能造成永久性迁延不愈的严重放射性损伤，导致直肠阴道瘘、膀胱阴道瘘、严重贫血、感染等。另外还有少部分的便血、尿血可能由肿瘤复发或转移导致。所以宫颈癌患者一旦出现了尿血、便血，要立即到医院就诊，首先要考虑做膀胱镜及肠镜排除肿瘤转移及复发，再进一步了解是否为放射性膀胱炎或放射性直肠炎，并明确其位置、程度、出血的面积、是否有潜在性穿孔等可能并制订进一步治疗计划。

200. 宫颈癌患者放化疗后出现腿肿怎么办？

宫颈癌患者出现腿肿的主要原因包括：

①血栓：肿瘤患者血液处于高凝状态，为血栓高风险人群，血栓高发部位为下肢静脉，一旦形成血栓，堵塞静脉（由于动脉压力较大，一般不发生栓塞），导致下肢血液回流障碍，引起腿部肿胀，有时还会伴有下肢疼痛。如果发生血栓脱落，可能导致肺栓塞、脑梗死等严重并发症，甚至导致死亡。一旦发生血栓，需及时到医院治疗。所以，宫颈癌患者放化疗后发生腿肿，切勿盲目按摩、热敷，避免血栓脱落引起肺栓塞、脑梗死等严重并发症。

②局部复发：比较常见的位置为盆腔复发及腹股沟淋巴结转移，形成肿块后，压迫周围静脉及淋巴管，导致淋巴及血液回流循环不畅，出现腿肿。特点是腿肿发生较缓慢，常伴有臀部疼痛，有时在体检时可扪及腹股沟或盆腔内肿块。如果发现由于此原因导致的腿肿，需行针对性抗肿瘤治疗才可好转。

③淋巴回流障碍：还有一部分患者腿肿是由于宫颈癌手术及放疗导致的盆腔范围内淋巴管中断或闭塞，进而导致淋巴囊肿或下肢淋巴回流障碍，它是手术最常见的并发症，这部分患者的腿肿可以行淋巴水肿治疗减轻症状。

抗癌日常 康复有方

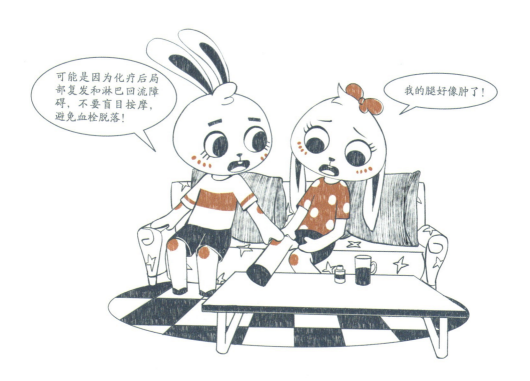

201. 宫颈癌患者放疗后皮肤发黑怎么办?

宫颈癌患者放疗后出现放疗照射区域的皮肤颜色变深,这是典型的皮肤色素沉积的表现,主要和放疗的副作用有关。皮肤变黑是因为皮肤受到射线的损伤而导致色素沉着,是在实际放疗中逐渐形成的,就像太阳晒多了一样。随着放疗的进行,开始时色素可能是斑点状出现,随后逐渐变黑脱皮、渗出,再严重则可能出现皮肤溃破。

此外,如果患者同时有药物造成肝损伤,或者患者之前的肝功能情况不好,肝脏对雌性激素的灭活功能下降,血液中雌性激素增多,导致酪氨酸酶的活性更加活跃,使酪氨酸转变成黑色素的量增多,也可使皮肤色素沉积出现黑斑。

患者一旦出现皮肤发黑,首先需观察发黑的部位,若为全身皮肤发黑,需检查肝功能等，了解有无肝功能异常等情况导致的病理性色素沉着。若为放射治疗区域内的皮肤颜色变深，则首先考虑放疗后引起的皮肤反应，可保持局部清洁卫生，避免挠抓破溃感染，可用碘伏溶液消毒，红霉素软膏涂抹或使用治疗放射性皮炎药物。若有皮肤破溃，可加外用抗生素消炎。饮食上注意忌食辛辣刺激性食物，多吃新鲜蔬菜水果，补充维生素。

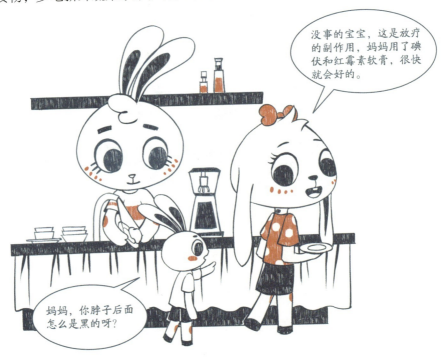

202. 宫颈癌患者术后出现尿潴留怎么办？

很多宫颈癌术后的女性患者都饱受尿潴留之苦，国内约 7.5% ~ 44.9% 宫颈癌患者会发生根治术后尿潴留，主要表现为术后无尿意，排尿困难，残余尿量增加等。宫颈癌患者术后出现尿潴留的主要原因包括：

①患者术后会出现不同程度的伤口疼痛，又因长期留置导尿管因素的影响，

抗癌日常 康复有方

患者肢体活动会受到一定的限制，患者此时极易出现不良心理，如烦躁、焦虑等，导致逼尿肌反射受到抑制，进而导致尿潴留。另外，患者导尿管留置时间过长，缺乏自行排尿信心，导致尿潴留发生概率增加。家属需多陪伴患者，并对患者不良心理状态进行干预，为患者讲述导尿管留置目的、方法、留置时间以及可能出现的不良反应，消除患者恐惧、焦虑心理，必要时可求助专业医护人员。

②宫颈癌手术范围广，术中会破坏膀胱、输尿管、尿道的相关神经及血管功能，导致患者排尿功能障碍从而出现尿潴留，且后续恢复时间长，部分患者可达数月甚至数年，故患者需做好心理准备，并寻求专业医护人员帮助，学会自主导尿。

203. 宫颈癌患者治疗后可以接种人乳头瘤病毒疫苗吗？

可以接种，但疗效不确定。研究显示，患上宫颈癌前病变并治疗后人群，依旧有可能再次发生人乳头瘤病毒（HPV）感染，而 HPV 疫苗可以降低患者治疗后癌前病变复发的风险。但是对于宫颈癌患者，再接种 HPV 疫苗是否有益处，目前尚无定论，所以患宫颈癌后可以接种疫苗，因为接种了也没有什么害处，但疗效不确定。但是接种了 HPV 疫苗并非一定不会患上宫颈癌。HPV 疫苗可以预防 87.3% ～ 95% 的 HPV 型别相关宫颈癌，并不能完全阻止宫颈癌的发生，更何况 HPV 疫苗并没有覆盖所有的 HPV 亚型，在疫苗的保护之外，女性还有可能感染其他亚型的 HPV。此外，并不是所有宫颈癌都是 HPV 感染造成的，比如胃型腺癌、内膜样型腺癌等。再者，如果已有 HPV 感染，并发展到对宫颈组织产生了比较明显的损害，此时若不进行彻底规范治疗完全阻断宫颈癌的发生，接种疫苗也没效果。所以，接种了 HPV 疫苗可以获得最大程度保护，明显降低宫颈癌发生概率，但不可能一劳永逸，即使接种了 HPV 疫苗，也仍有必要做宫颈筛查。

204. 宫颈癌患者放疗后卵巢功能还能恢复正常吗？

随着剂量的提高，患者放疗后卵巢功能多少会受到些影响，主要原因是放疗对卵巢造成的损害，包括直接放射线损伤、放射线引起的 DNA 损伤以及细胞凋亡等，放疗 2～3 次后，卵巢的功能就会减退。卵巢功能减退会导致内分泌系统失调，出现一系列症状，如月经紊乱、头发变薄、皮肤干燥、性欲下降等；会加速骨量减少，容易出现骨质疏松和骨折等问题；会提高心血管疾病风险；卵巢功能丧失会影响生育能力。

出现以上情况时，建议患者可以做一些卵巢功能的检测，也可以在放疗之前做一些卵巢的预处理。如卵巢移位手术，避开盆腔里的放疗区域，还可以提前做胚胎冷冻或卵子冷冻，保证卵泡质量。如果放疗以后，卵巢功能已有衰退的情况，可以咨询妇科的内分泌医生建议，用激素作对症处理，减轻卵巢的衰退。但总体来说，进行了放疗的患者，卵巢功能会较治疗前有所下降，且难以恢复正常。因为宫颈癌早期没有特异性症状，所以提倡所有有性生活的女性，一定要定期去医院做宫颈癌的筛查，早期发现、早期治疗宫颈癌或宫颈的癌前病变。

205. 宫颈癌患者术后为什么要进行阴道冲洗？

宫颈癌患者术后阴道残端伤口愈合后，补充放疗的患者需要进行一定程度的阴道冲洗。阴道冲洗的主要目的是：

①可促进阴道血液循环，减少阴道分泌物，缓解局部充血，达到控制和治疗炎症的目的。

②放射治疗时的射线会对阴道壁的血管造成一定的损伤，使阴道壁局部血液循环障碍，导致局部黏膜水肿、坏死、脱落等。通过阴道冲洗可使阴道保持清洁，减轻炎性水肿状态。

③放射治疗的射线可直接损伤阴道壁黏膜，导致阴道壁放射性炎症，使阴道壁黏膜水肿，从而导致阴道壁粘连、封闭，影响后续治疗及复查时病情观察，并影响患者治疗完成后的性生活质量。阴道冲洗可以减轻阴道壁炎症、清理阴道分泌物、分离阴道壁粘连，以便患者后续诊治，并提高患者生活质量。阴道冲洗频率一般为根治性放化疗期间及治疗结束半年内，或术后半年内，建议每天一次，半年以后2～3天一次，帮助患者逐渐回归正常生活。

206. 宫颈癌患者术后多长时间可以进行正常性生活？

早期宫颈癌患者，仅行宫颈局部锥切或全子宫切除术，术后宫颈、阴道切口无继发感染，出血等并发症，正常情况在术后6个月左右，经医师行妇科检查评估手术切口愈合完全，即可进行正常性生活。若接受广泛性子宫切除手术，因盆腔手术范围较广，切除部分阴道，愈合相对较慢，需要积极营养支持、充分休养，待医师评估完全恢复后再逐步进行性生活。

对术后需要辅助放疗或是未手术行全量放化疗的患者，由于卵巢功能的丧失，局部阴道黏膜缺乏性激素滋养，弹性降低、菲薄充血，阴道干涩、萎缩、出血等情况常见，因此建议在治疗结束后恢复2～3个月后再考虑性生活。此时性生活动作一定要轻柔，频率也需要控制，必要时可使用润滑剂等成人用品帮助更好的进行性生活。另外再次性生活也需要充分调整患者的心理状态，夫妻配合降低恐惧以及抵抗情绪，不勉强性生活。

总之，宫颈癌患者仍可以性生活，但需要结合患者手术范围、术后有无辅助治疗以及治疗恢复情况、时间等酌情而定。

207. 宫颈癌患者术后还有可能将人乳头瘤病毒传染给性伴侣吗？

人乳头瘤病毒（HPV）与肛门生殖道癌症（包括宫颈、阴道、外阴、阴茎和肛门）、口咽癌症和生殖道疣有关。宫颈癌患者术后自身 HPV 病毒未清除仍有可能将 HPV 传染给性伴侣，因为 HPV 主要就是通过性生活或密切接触传播，HPV 感染不会因为子宫及宫颈的切除就不再发生，术后需定期复查 HPV 感染状态。若存在持续性的高危型 HPV 感染，仍然可能传染给性伴侣，男性感染也可能导致阴茎癌等。有研究发现，如果丈夫的前妻患有宫颈癌，其第二任妻子患宫颈癌的危险性，比丈夫前妻未患宫颈癌的要高 3.5 ~ 4 倍。HPV 感染和自身免疫状态有关，规律作息、健康饮食、适当锻炼身体、控制局部感染、避免 HPV 重复感染至关重要。如果治疗后仍存在持续性高危型 HPV 感染，夫妻双方在性接触时，最好使用安全套，同时也要注意私处清洁卫生。

208. 宫颈癌患者做了保留生育功能的手术后多久可以怀孕？

对于有强烈生育意愿，并愿意接受肿瘤复发或转移风险的患者，在经过医师严格评估符合标准后，可进行保留生育功能的手术。一般来说，分期为

ⅠA1、ⅠA2、ⅠB1 期，肿瘤直径小于 2 cm，影像学检查未发现阳性淋巴结、宫旁无浸润，手术切缘距癌灶 5 mm 以上宫颈癌患者可以考虑保留生育功能。其次要看宫颈癌属于哪种病理类型，分化好的鳞状细胞癌、部分 HPV 相关型腺癌相对复发、转移风险较低，而一些特殊类型如宫颈黏液腺癌、小细胞神经内分泌肿瘤等，复发、转移非常快，一般不建议保留生育功能。

常见的保留生育功能的宫颈癌手术有两种：对于子宫颈微小浸润癌ⅠA1 期，无脉管浸润者可以进行宫颈锥形切除手术，切缘阴性可以保留子宫，定期随访，术后 1 年可尝试妊娠。对于ⅠA1 期伴脉管浸润、ⅠA2 期，甚至ⅠB1 病变（肿瘤直径小于 2 cm）、年轻有生育要求、无妊娠禁忌的患者，根据患者情况个体化选择手术方式，包括子宫颈锥形切除、单纯子宫颈切除术或广泛性子宫颈切除加盆腔 / 腹主动脉旁淋巴结取样或清扫。

虽然以上手术方式均保留了生育功能，但不能马上怀孕，一般都需要等待子宫下端切口的愈合修复，避孕期一般为 1 ~ 2 年。同时，肿瘤病灶仍有可能在等待期间复发，因此定期复查非常重要。只有复查结果良好，在专科医师联合生殖医师的共同指导下，才可以进行备孕和生产。

209. 宫颈癌患者放疗后还会来月经吗?

月经的形成需要具备下丘脑 - 垂体 - 卵巢性腺调节轴，以及能正常接受激素调节的子宫内膜。没有生理性绝经的宫颈癌患者，在完成盆腔放疗后，基本不会再来月经。第一个原因是卵巢对放疗射线极为敏感，低剂量的射线（8 ~ 10 Gy）即可导致卵巢功能受损或功能衰竭，继而引起围绝经期症状，出现包括骨质疏松、植物神经紊乱、血管舒张收缩异常、泌尿生殖系统萎缩和性功能障碍等症状体征，影响患者生活质量。第二个原因是位于放疗照射区域的子宫，接受全量剂量照射后内膜可能无法再生，也不发生周期性变化而不再出现月经。

对于生育期宫颈癌患者，卵巢移位手术是保护性激素功能的重要手段。即在放疗前通过手术改变卵巢位置，尽量使卵巢移至放疗射线照射范围之外，尽可能维持卵巢的激素分泌功能，避免或减轻出现严重围绝经期症状，但由于子宫内膜的丧失，仍不足以形成月经。另外照射剂量、卵巢与放射野的距离，也与卵巢功能的保护直接相关。据报道卵巢接受射线剂量小于 5.32 Gy（约 3 次放疗剂量），可较好地预防卵巢功能障碍。

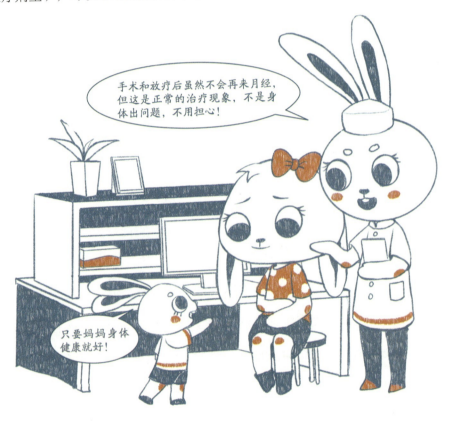

抗癌日常 康复有方

210. 宫颈癌患者在康复期间的家庭护理需要注意哪些事项？

为帮助患者重获健康，宫颈癌患者在家庭护理时，应该注意以下事项：

①养成良好的饮食习惯。食用富有营养的高蛋白、高维生素饮食和新鲜水果蔬菜，忌烟酒、辛辣刺激食物和生冷、油腻厚味饮食，保持大便通畅。

②养成良好的作息习惯。做到合理的休息，良好的生活环境可以给患者带来愉快的心情，减少焦虑。宫颈癌患者经过正规治疗后一般体质都比较差，因此要使疲惫的身体迅速恢复，一定要保证充分的休息。但休息并不是整天卧床，而是要根据自身实际情况，劳逸结合地休息，如散步、看书、下棋、做些轻松的家务等。

③开展保健锻炼。生命在于运动，运动促进健康。宫颈癌康复期的患者，应根据个人体质状况，适量参加一些体育活动，如保健操、太极拳、气功等。这些保健锻炼可以增加食欲，恢复体力，增强体质，提高身体的免疫功能，达到防癌抗癌、机体康复的目的。

④丰富精神及业余生活。治疗阶段，患者往往处于紧张状态；治疗结束后，患者若仍处于单调的精神生活中，势必不利于治疗和康复。应根据患者自身的条件、兴趣和爱好，帮助其培养良好的情趣，如欣赏音乐、写诗作画、种花养鸟、下棋抚琴等。

211. 宫颈癌治疗后会复发吗？如何才能有效预防复发？

任何恶性肿瘤治疗后都有复发、转移的可能，不同分期、不同病理类型及治疗方式等诸多因素对恶性肿瘤的预后产生影响。通常采用 5 年生存率来评估恶性肿瘤的预后，最常见的宫颈鳞癌的 Ⅰ ~ Ⅳ 期 5 年生存率分别为 91%、

82%、67%、45%，可以看出早期发现肿瘤、积极治疗的结果更好。

宫颈癌复发是指既往经过根治性治疗获得完全缓解后，肿瘤再次出现，包括局部复发和远处转移。局部复发指复发部位位于盆腔内，包括中心性复发（宫颈、阴道、阴道残端、宫体）和周围性复发（盆壁）。远处转移指复发部位位于盆腔外器官，如肺、骨、腹主动脉旁淋巴结等。根据宫颈癌初始治疗的方法不同，又分为术后复发和放疗后复发。

患者年龄、临床分期、病理类型、营养状况、初始治疗的规范性等诸多因素均会影响复发率。对于所有宫颈癌患者，初始治疗时都应该全面检查评估病情，制定规范的综合治疗方案，宫颈癌患者手术、放化疗之后并不意味着治疗的结束，除了日常注意营养摄入的均衡和保持健康的生活习惯外，还要定期到医院进行复查随访。

212. 宫颈癌患者治疗结束后多长时间复查一次？需要复查哪些项目？

宫颈癌患者宫颈上有癌变的细胞，癌变细胞可能会向其他器官转移。对于新发宫颈癌患者治疗后应建立完整病案，在治疗后，通常需要做好术后的复查以及随访。

随访间隔时间为第1～2年，每3～6个月检查一次；第3～5年，每6～12个月检查一次；5年以后，每年检查一次。

复查内容包括：每次详细询问症状并进行妇科检查及全身体检，检测肿瘤标志物包括鳞状细胞癌抗原（SCC）、癌胚抗原CEA、CA125等，上下腹B超，阴道、宫颈细胞学检查和HPV检测。每年复查一次胸部CT，根据查体及症状选择适宜检查，盆腔 MRI 或 CT 评估宫颈肿瘤或盆腔淋巴结状态，全身浅表淋巴结彩超评估浅表淋巴结状况。如有放射性直肠炎、放射性膀胱炎等症状体征，必要时还需进行膀胱镜及胃肠镜检查。如既往有骨转移病史，需定期复查全身骨扫描或 PET-CT。对于全量放疗患者建议放疗后使用阴道扩张器和定期阴道冲洗，尽早恢复性生活，有利于减少阴道粘连狭窄。患者除了定期复查之外，平时也要注意保持阴道的清洁卫生，还可以适当进行户外运动，提升身体的抵抗力。

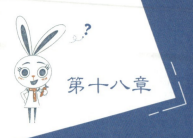

第十八章

卵巢癌相关问题

在我国，卵巢癌发病率居女性生殖系统肿瘤第三位，位于宫颈癌和子宫体恶性肿瘤之后，病死率位居首位，是严重威胁女性健康的恶性肿瘤。卵巢深居于盆腔，在子宫两侧，卵巢病变处于早期时一般不易被发现，出现明显症状时多已转移扩散，5年生存率较低。手术治疗是卵巢癌治疗的主要手段之一。然而卵巢癌术后极易出现多种并发症，给患者的生活质量造成极大的影响，导致治疗效果下降，预后不佳。术后良好的护理方法能够减轻患者不适，帮助患者更好的康复。

213. 卵巢癌患者术后出现腹腔积液怎么办？

卵巢癌患者术后出现腹腔积液，大致可分为以下几种情况：

①卵巢癌术后，大量蛋白消耗导致低蛋白血症，使得第三间隙液体增加，大量漏入腹腔形成腹水，出现这种情况需进行白蛋白补充和营养对症支持治疗，必要时可行腹腔积液引流。

②卵巢癌减瘤手术的范围包含了盆腹腔淋巴结清扫／切除，术后容易出现淋巴液的渗出甚至淋巴管瘘，少量积液可通过腹膜自行吸收，较多时需要引流。如果出现乳糜漏需禁油腻，必要时禁食，同时可以使用生长抑素减少

乳糜液的产生。

③卵巢癌手术涉及周围脏器多，术后如发生泌尿系瘘，尿液渗出到腹腔，也会出现盆腹腔积液，但大多会合并腹痛、尿少、发热等症状，需完善腹水、肌酐、尿素等检查。如果明确存在泌尿系瘘，需根据情况选择保守治疗或输尿管再植等手术干预。

④卵巢癌术后若出现肿瘤进展，如转移至腹膜则可能产生恶性腹腔积液，此外还会使腹膜通透性增加，体液渗出造成腹水。此时需检查腹水脱落细胞，积极进行抗肿瘤治疗。

214. 卵巢癌患者术后出现下肢水肿怎么办？

卵巢癌患者术后出现下肢水肿的常见原因。

①低蛋白血症：卵巢癌术后蛋白可能大量丢失，导致低蛋白血症，从而导致双下肢凹陷性水肿，在补充白蛋白后症状可减轻。

②下肢血栓形成：卵巢癌患者血液高凝状态、术后活动减少等，均为导致静脉血栓的高危因素。患者术后若出现单侧下肢水肿、疼痛，建议通过 B 超、静脉检查明确诊断，若诊断明确，可在医生指导下穿弹力袜或行抗凝治疗、溶栓、血管外科介入治疗等。

③淋巴水肿回流障碍：手术对淋巴回流途径的破坏，侧支循环尚未建立完善之前，可存在回流障碍。可应用利尿剂或适当抬高腿部进行改善；淋巴回流障碍的更严重状态可导致淋巴囊肿，可以在 B 超引导下行穿刺、引流；此状态需重视，如果出现淋巴囊肿过大且产生相应压迫症状会严重影响患者生活质量，如果出现淋巴囊肿伴感染，严重时会发生复杂难治性感染而危及生命。

215. 卵巢癌患者术后出现外阴瘙痒怎么办？

外阴是女性私处健康的第一道防线，可阻挡很多细菌或病毒，外阴瘙痒在女性日常生活中十分常见，卵巢癌患者术后因免疫功能下降，更应注重个人卫生，避免炎症出现。

①生活中要勤换洗贴身衣物，特别是出汗之后最好马上洗澡，换洗被汗水浸湿的衣物。

②最好选择透气、纯棉材质的内裤，每3个月换一次内裤，这样可以保证外阴部位比较干爽，不容易滋生细菌，保持外阴部位的干净卫生。

③患者需要十分注意日常生活饮食，辛辣、油炸、油腻的食物都需要严格忌口，否则容易诱发严重的过敏症状。患者的饮食以清淡为主，多吃富含蛋白质和维生素的食物，多吃水果和蔬菜。

④若外阴瘙痒较为严重，须及时到医院检查，明确病因。在放任不管的情况下，外阴瘙痒症状可能会进一步加重，给患者的生活和工作带来严重影响。如果有皮肤破溃或者感染症状出现，需要及时用药治疗。如果外阴瘙痒由霉菌或者滴虫引起，或者因术后缺乏雌激素导致，可以在医生指导下适当使用药物治疗，能够改善外阴瘙痒和白带增多症状。

216. 卵巢癌患者术后出现肠梗阻怎么办？

肠梗阻是卵巢癌术后容易出现的常见并发症之一，如果患者术后有腹胀、腹痛、恶心、呕吐、发热、肛门停止排气／排便等症状，需要进一步完善腹部立卧位平片或者全腹CT，来明确是否合并术后肠梗阻。治疗上根据梗阻部位和梗阻程度会稍有区别。原则如下：

①严格禁饮禁食，让胃肠道处于排空状态，采取全胃肠外营养，纠正水电解质失衡；

②安置胃管或肠梗阻导管（小肠梗阻），低压虹吸灌肠（结肠梗阻），每天2次；

③如果合并发热，可静脉抗感染治疗；

④促胃动力治疗，如胃复安；

⑤中医药治疗：针灸帮助胃肠道功能恢复，局部中药外敷；

⑥必要时请相关科室协助诊治，如消化内科、胃肠外科、营养科、中医科等。

217. 卵巢癌患者术后出现腹泻怎么办？

卵巢癌患者术后腹泻，可能原因是术后不良反应、肠道菌群紊乱、炎症刺激等。若腹泻情况比较严重，应及时进行治疗。

①术后不良反应：若术中有肠道相关操作，术后可能会因吻合口刺激而出现排便次数增加，表现为腹泻症状。通常也会伴有伤口部位的轻微疼痛感。这属于正常现象，多数患者可慢慢适应，进行相关调理后，症状也会逐渐好转；若术前患者服用导泻药，术后肠道功能恢复时可能出现腹泻，但症状较轻，可随访观察。

②肠道菌群紊乱：晚期卵巢癌患者的减瘤手术常同时伴随肠道的切除及吻合等，术后可能会导致肠道菌群紊乱，从而出现腹泻症状。此时应送检大便涂片，若球杆菌比例失调，应考虑肠道菌群紊乱，可使用酪酸梭菌活菌或双歧杆菌活菌胶囊等药物，调整肠道菌群，以缓解不适，当菌群失调引起腹泻严重时，应同时服用蒙脱石散，并注意电解质紊乱。

③感染性腹泻：若术后出现胃肠道感染，细菌、病毒等病原菌刺激胃肠黏膜，可能会引起腹泻。多是术后伤口感染或者术中操作不当所致。根据大便涂片及培养结果，选择针对性用药抗感染治疗，如阿莫西林片、盐酸左氧氟沙星胶囊等，感染性腹泻不可服用蒙脱石散止泻。

④其他原因：若手术采用的全身麻醉，手术所使用的麻醉药物可能会影响患者的正常胃肠功能，出现术后腹泻的现象。此外，若术后应用了激素类药物，或者患者进行化疗、放疗等抗肿瘤治疗，也可能会因药物不良反应而引起腹泻。

218. 卵巢癌患者术后出现发热、出汗怎么办？

首先要明确发热、出汗的原因，了解患者热型，动态观察体温变化情况，进行相关查体，有无合并其他腹部体征，同时要完善相关实验室检查及影像检

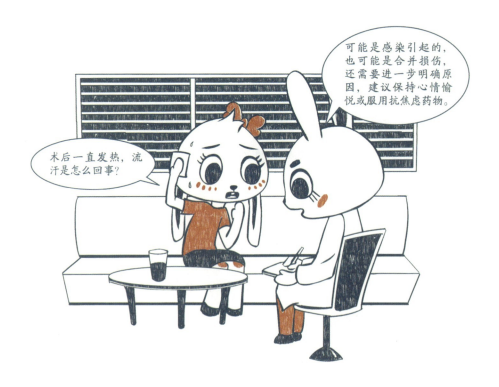

抗癌日常 康复有方

查，明确发热原因。如果是感染引起的发热，术后需加强抗感染治疗及通畅引流；如果是合并损伤则应及时处理损伤，必要时给予二次手术修补。另外，出汗过多有可能是发热导致机体散热，需注意维持水电解质平衡。对于绝经前切除双侧卵巢的患者，当排除损伤及感染因素，患者有潮热、盗汗，应考虑围绝经期综合征所致，完善性激素检查即可明确，大部分患者无须特别处理，通过自我调节、保持愉快心情、规律作息，可逐步自行缓解。如果患者潮热、盗汗明显，严重影响生活质量，也可对症给予抗焦虑药、莉芙敏等口服治疗。

219. 卵巢癌患者术后多长时间可以进行性生活？

卵巢癌患者术后可以适当的进行性生活，适当的性生活还能促进患者身体康复，完全不必有心理负担。一般建议术后2个月专科门诊复查，评估阴道愈合情况，若愈合可，术后3个月之后酌情考虑性生活，注意安全，避免暴力；若愈合不佳，需相应处理再评估，待伤口愈合好后，再考虑性生活时机。同时要注意外阴卫生，如果合并阴道炎症，建议相应治疗好转后再进行性生活。但部分患者因切除了卵巢导致雌激素水平急剧下降，植物神经功能紊乱，存在潮热、盗汗、情绪波动、睡眠受影响、性欲下降等可能，需男女双方相互理解。另大部分患者术后可能需补充化疗，依据化疗周期数不同，治疗总时间长度不一样，各方面身体状况恢复情况也不一样，需相应个体化，接受专科医生指导。

220. 卵巢癌患者术后如何有效延缓衰老？

切除卵巢会影响人体雌激素水平，雌激素分泌水平较低会影响皮肤光滑，加快患者衰老速度。卵巢癌患者术后可以从以下几个方面延缓衰老：

①养成良好的生活习惯，不要熬夜，做到劳逸结合，保持平和心态。不抽烟喝酒，不吃过多油腻以及辛辣、刺激性食物。

②增加蛋白质的摄入，如鱼、豆制品、奶类等。最好咨询医生适量补充服用维生素 C 和维生素 E。

③适当参加一些力所能及的体育锻炼，原则是量力而为，循序渐进，以提高机体的免疫功能、延缓衰老。

221. 卵巢癌患者术后可以吃蜂蜜吗？

一般来讲，天然蜂蜜是不含雌激素的，蜂蜜的主要成分为糖类，其中 60% ~ 80% 是人体容易吸收的葡萄糖和果糖，主要作为营养滋补品、药用、加工蜜饯食品及酿造蜜酒之用，也可以替代食糖作调味品。所以优质安全的蜂蜜，卵巢癌患者是可以食用的。卵巢癌患者术后喝蜂蜜水可以预防便秘，较为

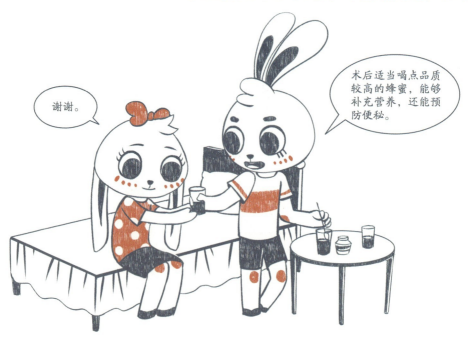

谢谢。

术后适当喝点品质较高的蜂蜜，能够补充营养，还能预防便秘。

合理的方法是每天一次，每次约1汤匙。但因蜂蜜含糖量较高，糖尿病合并症患者需要限制摄入，以防血糖过高。此外，卵巢癌患者术后更多的还是要高蛋白、高能量饮食，如鱼、虾、牛奶等。

222. 卵巢癌患者术后可以补充叶酸吗？

叶酸也称维生素B9，是一种水溶性维生素，在体内吸收部位主要是小肠上部，葡萄糖和维生素C可促进其吸收。叶酸在蛋白质合成及细胞分裂与生长过程中具有重要作用，对正常红细胞的形成有促进作用，缺乏时可导致巨幼红细胞性贫血。补充叶酸可以治疗由叶酸缺乏症引起的贫血，还可以预防乳腺癌、卵巢癌、大肠癌以及心脏病。因此，卵巢癌患者可以遵医嘱或说明书适量服用叶酸。另外，叶酸广泛分布于绿叶植物中，如菠菜、甜菜、硬花甘蓝等，在动物性食品（肝脏、肾、蛋黄等）、水果（柑橘、猕猴桃等）和酵母中也广泛存在，但在根茎类蔬菜、玉米、米、猪肉中含量较少。能正常进食且无吸收障碍的患者，可通过食物补充。

223. 卵巢癌患者术后可以做哪些康复运动？

随着卵巢癌患者接受治疗后体内雌激素水平的下降，低密度脂蛋白的代谢速度变慢，导致血脂异常和心血管死亡风险增加，而运动是改善心血管代谢的一味良方。但患者仍需根据自身的情况进行相应的锻炼，不可贸然挑战高难度训练，不疲劳不疼痛才是最好的状态。卵巢癌患者术后可选择的康复运动：

①步行：步行是唯一能终身坚持的锻炼方式，而且是一种安全、适量的运动。体弱的患者适合缓步，即步频缓慢，步幅不大的步行，稳健行走，每分钟

约 60 ~ 70 步。

②慢跑：对手术伤口已经愈合，体质稍恢复的患者来说，慢跑是非常合适的运动。注意调整呼吸，将有氧心率控制在 60% ~ 80% 之间，呼吸轻松，面色红润，增加血中含氧量。

③太极：打太极是一项非常好的运动，既净化心灵又锻炼身体。长期坚持，可使人心情愉快、情绪稳定。卵巢癌患者治疗后一般都存在焦虑和抑郁心情，此时非常合适练习太极拳。

224. 卵巢癌患者手术治疗一年后可以抬重物吗？

卵巢癌手术患者，根据手术范围，可逐步恢复正常起居、锻炼，但术后 3 个月内禁止提重物、腹肌训练，避免高强度的锻炼导致切口疝。开腹术后逐步恢复并保持轻中度的体育锻炼有益于肠道功能恢复、预防双下肢静脉血栓形成。卵巢癌患者术后一年是否可以抬重物，需根据患者身体恢复情况而定。一般卵巢癌手术范围较大，部分患者行盆腹腔淋巴结切除，可能引起淋巴结水肿或下肢水肿，因此淋巴结切除的患者即使在疾病控制很长时间后，也应该避免久站、久坐、登山、骑车、广场舞等强度较大的体育锻炼。患者术后若身体状况恢复较好，偶尔抬一下重物也未尝不可，但应尽量避免长时间负重。

225. 卵巢癌患者化疗后出现手脚关节痛怎么办？

患者化疗后的骨关节疼痛可能与化疗药物相关不良反应有关。化疗药物多是细胞毒性药物，药物的神经毒性可引起外周神经功能紊乱，导致各种神经肌肉症状，如疼痛、麻木等，常见于使用紫杉醇类药物后，如果疼痛持续时间长、范围广，可予以止痛对症处理的同时使用营养神经药物。如果化疗后因为骨髓抑制使用了粒细胞刺激因子等升白细胞药物，刺激骨髓造血后可能会引起骨痛，疼痛部位主要集中在髋骨、胸骨、脊柱以及上下肢体关节附近，予以镇痛等对症治疗就可以缓解症状。此外，肿瘤患者的骨关节疼痛还可能与肿瘤本身有关。当排除以上因素后，骨痛仍然无法解释和缓解时，应警惕肿瘤骨转移可能。癌性骨痛通常表现为明显的局部疼痛，多为静息痛，疼痛持续，呈进行性加重，难以缓解，需行相应的抗肿瘤治疗。

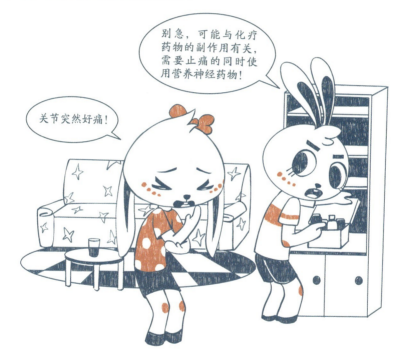

226. 卵巢癌治疗后会复发吗？如何有效预防复发？

70% 的卵巢癌患者术后可能复发，多见于晚期卵巢癌，而早期卵巢癌复发率较低。晚期卵巢癌经过手术以后，通常在 2 ~ 3 年内会复发。而卵巢癌复发以后，根据复发时间的长短及复发病灶的程度可以选择再次进行手术或者化疗治疗。如果能进行较为理想的减灭手术，则建议患者手术，手术以后配合化疗、靶向药物的应用进行综合治疗。有效预防复发建议：

①彻底清除病灶。在卵巢癌术中应尽可能切除原发肿瘤及所能看到的盆腹腔转移灶或使其残留癌灶直径小于 1 cm。对于分期较晚的患者，可先行新辅助化疗，待化疗使肿块缩小后再行手术。

②术后规范化疗，足量、足疗程及按期化疗、化疗结束后尽早行 PARPi 维持治疗也很重要。如果卵巢癌患者检测出来有 BRCA 基因突变，其对铂类化疗和 RARP 抑制剂敏感，治疗效果会比没有突变的好，有研究显示，有 BRCA 基因突变的卵巢癌患者手术化疗后采用 PARPi 维持治疗，比没有进行维持治疗的患者晚复发 3 年，复发率显著降低，且有望治愈。即使没有 BRCA 基因突变的患者，选择不同的 PARPi 维持治疗，仍有延缓复发的效果。

③中药辅助治疗卵巢恶性肿瘤。中医药治疗有两方面的作用：一是有抑杀癌细胞；二是增强宿主免疫力。

227. 卵巢癌患者治疗结束后多长时间复查一次？需要复查哪些项目？

卵巢癌患者通过定期复查可以及时发现病情的变化，有效防止疾病恶化。卵巢癌治疗结束后要求患者 2 年内，每 3 个月复查一次；2～5 年每 6 个月复查一次；5 年以上每年复查一次。

复查项目包括：①专科查体：通常医生询问病史后会进行妇科查体。②三大常规项目：血液、尿液和大便常规检验。③肿瘤标志物：CA125、HE4、AFP、CA199、CA153 等。④盆腹腔影像学检查：了解盆腹腔有无新发病灶、

抗癌日常 康复有方

有无新发转移灶。⑤胸部 CT 平扫或者增强 CT：了解肺部是否有新发结节、炎症、积液、积气、胸膜增厚和粘连等，了解肺门、纵隔淋巴结情况，判断是否存在肺部转移的可能。⑥骨扫描：非常规复查项目，如患者有骨痛症状，可检测有无骨转移，了解全身骨骼情况。⑦阴道残端 TCT：了解阴道有无病灶复发。⑧ PET-CT：不是常规复查项目，一般在医生临床综合判断下选择性使用。

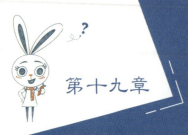

第十九章

前列腺癌相关问题

随着我国人民生活水平的提高、人口老龄化的不断加速，前列腺癌（PCa）作为严重威胁男性健康的恶性肿瘤之一，其发病率呈逐年上升的趋势，但目前 5 年生存率的增长却相对缓慢。手术治疗是前列腺癌重要的治疗方式，很多患者因担心手术会降低其生活质量而放弃手术治疗。患者及家属了解前列腺癌手术治疗的相关问题，如并发症的预防和处理、术后护理要点，可以帮助患者尽快康复。

228. 诊断前列腺癌是否要做穿刺活检？

前列腺穿刺活检是诊断前列腺癌的金标准。对于直肠指诊发现前列腺可疑结节，或者经直肠前列腺超声、前列腺磁共振发现可疑病灶，或查血前列腺特异抗原（PSA）> 10 ng/mL 的人群均建议行前列腺穿刺活检。对于查血PSA 在 4 ~ 10 ng/mL 之间的患者，如果游离 / 总 PSA 值 <0.16 或 PSA 密度 >0.15，也应行前列腺穿刺活检明确有无前列腺癌。

229. 前列腺癌应行何种手术治疗？

前列腺癌根治术是治愈早期前列腺癌最有效的方法之一。主要术式有传统的开刀前列腺癌根治术及近年发展的腹腔镜前列腺癌根治术和机器人辅助腹腔镜前列腺癌根治术。前列腺癌根治术要考虑肿瘤的临床分期、患者预期寿命和总体健康状况。尽管手术没有硬性的年龄界限，但70岁以上者，手术并发症及死亡率将增加。对于早期的前列腺癌（T1～T2c期）推荐行根治术。对于局部晚期的T3a期患者，目前认为根治术在T3a期前列腺癌治疗中占据重要地位，术后配合辅助治疗，可以取得良好效果。对于T3b～T4期患者，严格筛选后（如肿瘤未侵犯尿道括约肌或未与盆壁固定）也可以行根治术并辅以综合治疗。对于寡转移（骨转移少于5处）的患者经严格筛选后也可以行前列腺癌根治术，术后配合辅助内分泌治疗、放疗等治疗，患者可以长期生存。对于晚期骨转移的部位多（大于5处）或内脏转移的患者不适合行前列腺癌根治术。

230. 前列腺癌患者术后能正常性生活吗？

前列腺癌手术涉及性神经的切除，而性神经与勃起功能关系密切，所以患者术后性生活会受到影响。前列腺癌术后保留有性神经的患者可以继续正常的性生活。性神经保留与否取决于患者疾病的严重程度。目前微创手术技术发展快速，特别是在机器人操作系统的加持下，早期前列腺癌在切除前列腺的同时可保留单侧或双侧性神经，从而保留术后性功能，术后勃起功能障碍发生率明显降低。但相对晚期的局限性前列腺癌患者，手术时不能保留性神经，影响术后勃起功能和性生活。不能保留性神经的患者，通过服用改善勃起功能障碍的药物，有可能可以进行性生活。这也体现出前列腺癌早诊断、早治疗的重要性。

231. 前列腺癌患者术后尿失禁怎么办？

尿失禁是前列腺癌根治术患者术后常见的并发症，多数患者在前列腺癌根治术 1 年内尿失禁会减轻或自愈，仅约 16.2% 的患者在前列腺癌根治术 1 年后存在严重的尿失禁。在医务人员的指导下，早期进行盆底肌训练、膀胱功能训练、凯格尔运动等，可有效改善术后尿失禁状况。提肛运动是改善尿失禁症状的重要训练活动，可强化肛提肌收缩，以增加尿道筋膜张力，维持良好的远端尿道括约肌张力，使尿道保持高于膀胱内压的阻力，提高控制排尿能力。同时，提肛运动能有效改善患者盆底神经功能，使肌肉收缩力、张力增强，提高尿道括约肌量。其方法简单，无须在特定的环境中进行，开始时间越早，持续时间越长，越能有效降低术后尿失禁发生率。术后患者可以在医务人员的指导下，进行提肛运动训练，改善术后尿控能力，促进术后尿失禁的恢复。另外制订合

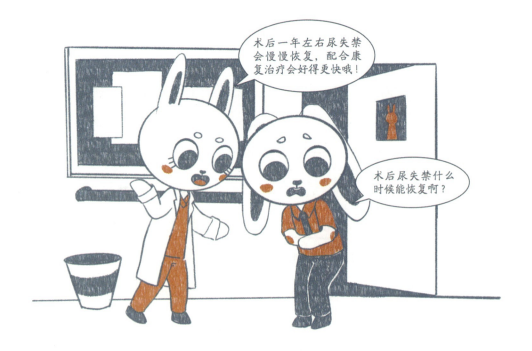

理饮水计划、记录排尿日记，配合中医针灸、理疗，有助于术后尿失禁的恢复。日常生活中可随时携带尿失禁护理包，里面有更换的衣服、卫生用品、纸尿裤等，以便日常活动中可以及时处理尿失禁突发情况，有助于解除患者紧张情绪，缓解心理压力，消除不良情绪，提高尿失禁恢复信心。对于前列腺癌术后尿失禁难以恢复的患者，人工尿道括约肌置入术的疗效确切。

232. 前列腺癌患者术后排尿不尽或排尿困难怎么办？

出现术后排尿困难，主要原因是前列腺癌根治术需要在切除前列腺后，把尿道跟膀胱颈部之间缝合衔接起来。若尿道跟膀胱颈部吻合口狭窄，就可能导致术后排尿困难。此外，前列腺癌术后局部肿瘤复发，也可能出现排尿困难。因此，若术后出现排尿困难，建议患者尽快就医，完善相关检查并明确病因，进行相应的治疗。

前列腺癌术后尿不尽，除吻合口狭窄或肿瘤局部复发外，还有可能是泌尿系感染，建议行尿常规、泌尿系彩超检查，明确病因。若是泌尿系感染，需遵医嘱服用消炎药物治疗，如左氧氟沙星等可以缓解症状，同时要多喝水，勤排尿，适当活动，定期检查尿常规。

233. 前列腺癌患者术后出血怎么办？

出血是前列腺癌术后常见的并发症，由于前列腺的解剖位置处于丰富的血管丛中，前列腺癌术后创面易出血或形成血肿，在某个契机下血肿可能会突破压力导致出血。患者应在医务人员的指导下，正确认识术后出血并积极寻找出血原因。若前列腺癌术后少量出血，可通过调整尿管、药物干预得到良好的控制。

若出血量较多，应配合医生行电切镜下止血术或腹腔手术止血，并配合医护人员做好术后管理。患者术后需卧床休息，应密切关注术区引流及尿管引流情况，保持尿管通畅，局部清洁；同时遵医嘱加强术后营养支持，促进恢复。

234. 前列腺癌患者术后排尿为什么会出现腐肉等异物？

前列腺癌根治术后排尿出现腐肉情况较少见，前列腺电切患者术后可能出现，严重者可堵塞尿道引起排尿困难。若根治术后排尿出现腐肉，考虑为术中残余碎屑组织在拔出尿管后，排尿时一并排出体外的表现。若腐肉等异物排出时未堵塞尿道，多无明显症状，多饮水，保持小便通畅即可；若腐肉堵塞尿道引起排尿困难，甚至尿潴留，则需及时就医取出腐肉。

235. 前列腺癌是否容易发生骨转移？

前列腺癌为恶性肿瘤，若不及时治疗可发生远处转移，最易发生骨转移，其次是肺、肝脏以及其他内脏转移等。骨转移最初容易发生在脊柱、肋骨、骨盆等部位，而后可以发生长骨、肩胛骨、头骨等多处转移。一旦前列腺癌出现骨转移，病情多已达晚期，预后较差。前列腺癌骨转移可能导致患者骨痛，严重者可能导致病理性骨折甚至威胁生命。当患者出现骨转移时，应该及时就医，主要以缓解肿瘤进展及提高患者生存质量为主，治疗上一般行抗骨质破坏及抗肿瘤治疗，如放疗、手术治疗和输注双磷酸盐类药物等，并辅以适当的口服钙剂增加骨质的硬度避免发生骨折。

抗癌日常 康复有方

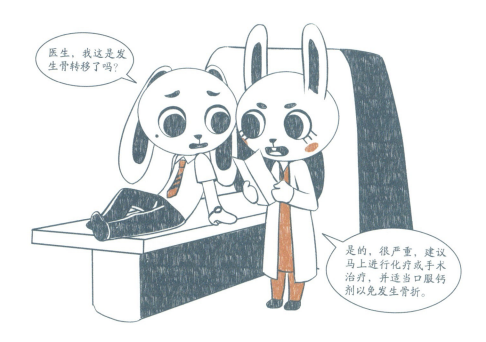

236. 前列腺癌是否需进行内分泌治疗？内分泌治疗有什么副作用？

1941 年，Huggins 发现手术去势可延缓晚期前列腺癌的进展，首次证实了雄激素去除对前列腺癌的治疗效果，奠定了前列腺癌内分泌治疗的基础。任何去除雄激素和抑制雄激素活性的治疗均可称为内分泌治疗。

既往内分泌治疗途径有：①去势：去除产生睾酮器官或抑制产生睾酮器官的功能，包括手术切除睾丸或药物去势（促性腺激素释放激素激动剂和促性腺激素释放激素拮抗剂）；②阻断雄激素与受体结合：口服抗雄激素药物阻断雄激素与前列腺癌细胞上雄激素受体的结合。长期内分泌治疗的副作用与雄激素降低有关，有些患者表现为潮热，出汗非常明显，有些患者表现为性欲减退、乳腺发育、乳腺胀痛，此外，雄激素水平降低还会导致骨质疏松。因此，行内分泌治疗的前列腺癌患者需要补充钙剂。另外，长期内分泌治疗还会引起心血管并发症，因此合并心脏病的前列腺癌患者要定期进行心脏方面检查，并进行相应治疗。

237. 前列腺癌患者是否可行放化疗治疗？

前列腺癌对放化疗较为敏感。目前，放疗主要应用在以下几个方面：

①早期没有转移的患者可以选择行根治性前列腺放疗，可以达到和前列腺癌根治术类似的治疗效果。

②对有转移的患者也可以使用放疗，如转移部位小于等于 5 个的患者，将前列腺和转移的病灶同时做放疗可以更好的控制病情。

③复发风险比较高的患者在术后可以行手术区域的辅助放疗以达到最佳效果。

④可以用来缓解肿瘤导致的身体不适，如缓解疼痛、血尿、排尿困难等。化疗主要应用于转移部位比较多的患者，可以在治疗初期或者内分泌治疗后，给予复发患者以多西他赛为主的化疗；一些特殊类型的前列腺癌，如小细胞癌、神经内分泌癌可能会选择不同的化疗药物。放化疗常联合内分泌治疗以达到更好的治疗效果。总体来讲，放化疗是比较安全的，副反应也是可控的，是非常重要的前列腺癌的治疗方式。

238. 前列腺癌患者术后如何做好饮食管理？

前列腺癌根治术后，肠道功能恢复需要一段时间，所以患者术后一般需进食高营养且易消化的食物，注意预防便秘。饮食方面要注重营养均衡，以清淡为主，不宜过于油腻、高能量、高脂肪，减少辛辣、刺激食物。重视营养的全面性，杜绝偏食、挑食，多吃水果及蔬菜。多吃大豆类食物，豆类中含有异黄酮，多吃瘦肉鸡蛋、水果等，能够减轻炎症对人体的伤害，在一定程度上减缓癌症的发展。此外，杜绝暴饮暴食、大量摄入高能量食物，特别是肥肉、油炸食品、淀粉类食物。还应当注重微量元素的摄入，当然也不宜过度补充钙元素，以免出现泌尿结石等情况。

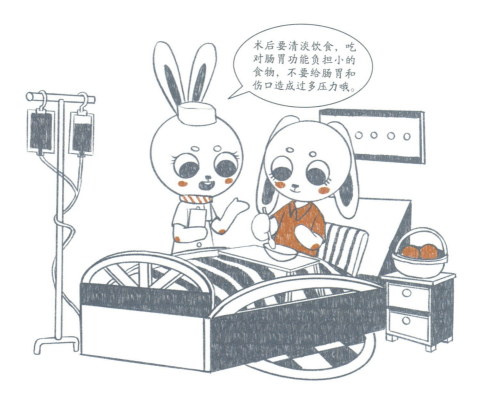

239. 前列腺癌患者治疗后应该如何随访复查？

前列腺癌患者随访的主要目的是：

① 早期发现肿瘤复发。前列腺癌复发一般是指根治性治疗后出现疾病进展，

可通过血液 PSA 监测肿瘤的变化情况。前列腺癌根治术后 PSA 一般在 6 周左右可降到很低的程度，小于 0.01 ng/mL，所以术后 6 周内一定要复查 PSA 了解病情控制情况。治疗后的前 2 年内每 3 个月复查一次，2 年后每 6 个月复查一次，5 年后每年复查一次。如果 PSA 持续升高，则提示肿瘤有复发可能，此时需加做 CT、骨扫描或核磁共振等以明确诊断。如果转移的部位比较局限，数量较少，建议手术或放疗以达到清除肿瘤的目的；如果转移的部位比较多，转移程度较重，建议采取以药物为主的治疗方式，包括内分泌治疗或者化疗等。

②监测治疗过程中产生的治疗相关不良反应。需监测血常规、肝功、肾功、心脏功能等，以评估这些重要器官有没有在治疗过程中受到影响，另外还要检查血压、血脂和血糖情况。随访是为了保障患者治疗的安全性和有效性，所以，遵医嘱按时随访非常重要。

抗癌日常　康复有方

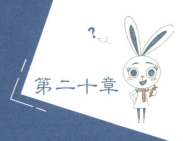

第二十章

膀胱癌相关问题

膀胱癌是泌尿系统常见的恶性肿瘤，其发病率在全球恶性肿瘤中居前列，在我国男性泌尿生殖系统肿瘤中发病率和死亡率均居首位。中国膀胱癌的发病率呈逐年增长的趋势，严重威胁着人们的健康，引起了越来越多的重视。膀胱癌的发生具有多中心性的特点，术后复发率较高，需要患者经常复查，长期监测。通过定期规律的复查，可以早期发现膀胱癌的复发与转移，并据此制订有针对性的个体化治疗方案，从而降低膀胱癌的复发率，对改善治疗效果及提高患者生存率至关重要。

240. 膀胱癌患者是否应该多饮水、少吸烟？

膀胱癌多发于 50 岁以上的中老年人，发病率随着年龄的增加而增长，因此预防膀胱癌应从日常生活的点滴做起。饮水量直接影响膀胱内尿液浓度，影响膀胱癌的发生。饮水量少，尿液中的高浓度致癌物质会对膀胱黏膜造成强烈的刺激；同时，饮水量少导致排尿间隔时间延长，给细菌（如大肠杆菌）在膀胱内的繁殖创造了有利条件。此时，不仅可能引发膀胱炎，而且还会对膀胱黏膜连续产生不良刺激，久而久之，膀胱黏膜在细菌和致癌物质的双重刺激下，可逐渐由炎症、糜烂发展为癌变。

另外，三分之一的膀胱癌与吸烟有关，吸烟使膀胱癌的发病风险增加 2 ～ 4 倍。香烟中含有多种毒性致癌物质，长期接触，尿液中致癌物质的浓度会升高，发生膀胱癌的危险性也会随之增大，吸烟系数达到 600（每天吸烟支数 × 吸烟年数），就达到了膀胱癌致病的危险程度，这也是男性患膀胱癌的概率高于女性的主要原因之一。

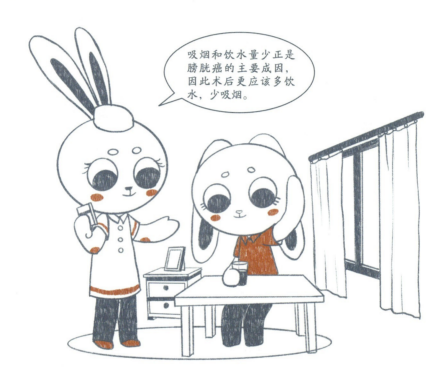

241. 什么情况需要行膀胱全切术？

肌层浸润膀胱癌是一种致命的恶性肿瘤，根治性膀胱全切术是治疗膀胱癌的重要手术方式。其适应证包含：①复发或多发的 T1G3（或高级别）肿瘤；②伴发原位癌（CIS）的 T1G3（或高级别）肿瘤；③卡介苗（BCG）治疗无效的肿瘤；④经尿道膀胱肿瘤电切术（TURBT）和膀胱灌注治疗无法控制的病变；⑤膀胱非尿路上皮癌；⑥尿路上皮癌伴不良组织学变异亚型。

挽救性膀胱全切除术的指征包括非手术治疗无效、保留膀胱治疗后肿瘤复发的肌层浸润性膀胱癌。经典的根治性膀胱切除术的手术范围包括膀胱及周围脂肪组织、输尿管远端，并同时行盆腔淋巴结清扫术；男性患者还应包括前列腺、精囊；女性还应包括子宫、阔韧带、尿道，以及阴道的部分。若肿瘤侵犯女性膀胱颈或者男性尿道前列腺，或术中冷冻发现切缘阳性，这些都是术后肿瘤尿道复发的高危因素，若不采用新膀胱作为尿流改道方式，可考虑同时行全尿道切除。

242. 如何选择膀胱全切术后尿流改道方式？

尿流改道术尚无标准方案，有多种方法可选。尿流改道方式与术后并发症相关，尿流改道方式的选择需要根据患者的具体情况，如年龄、伴随疾病、术前肾功、预期寿命、盆腔手术及放疗史等，并结合患者的要求及术者经验慎重选择。目前主要有以下几种尿流改道术式：

①原位新膀胱术。该术式不需要腹壁造口，保持了患者生活质量和自身形象，已逐渐成为尿流改道的主要手术方式之一。首选末段回肠去管化制作的回肠新膀胱，如 Studer 膀胱，M 形回肠膀胱等。

②回肠通道术。其是一种经典的简单、安全、有效的不可控尿流改道术式，是最常用的尿流改道方式之一。其主要缺点是需腹壁造口，需终身佩戴集尿袋。

③输尿管皮肤造口术。其是一种简单的术式，并发症发生率明显低于回肠通道术，但输尿管皮肤造口术后出现造口狭窄和逆行泌尿系感染的风险比回肠

通道术高。总的来说，不管哪一种尿流改道术，保护肾功能、提高患者生活质量是治疗的最终目标。

243. 什么是原位新膀胱术？

原位新膀胱术是近年来公认的较为理想的膀胱替代术式。此种治疗方式男女性均可应用，选择肠道做成一个储尿形状，输尿管置入，再与远端尿道重建吻合。肠段使用末端回肠较多，升结肠、盲肠、乙状结肠、胃应用相对较少。该术式操作复杂、手术难度高，即使熟练的手术者施行开放性手术也需要 5 ~ 6 小时，其主要优点是患者术后可以正常排尿，不需要腹壁造口，提高了生活质量，不会影响自身形象；缺点是夜间尿失禁和排尿失败需要导尿或间歇性自我导尿。长期并发症包括昼夜尿失禁（分别为 8% ~ 10%，20% ~ 30%）、输尿管肠道吻合口狭窄（3% ~ 18%）、尿潴留（4% ~ 12%），以及肠道移挪后导致的代谢性疾病、维生素 B12 缺乏症等。但因该手术方式更有利于患者生活质量的提高，已被各大医疗中心作为主要手术方式。

244. 膀胱癌患者在什么情况时可行综合保膀胱治疗？

有一部分尿路上皮癌患者需做膀胱根治性切除，但因身体原因不能或强烈拒绝行膀胱全切术，也可考虑行综合保膀胱治疗。其主要方法包括经尿道行膀胱电切手术联合放疗、化疗等综合治疗，以达到更好的效果。单纯尿道电切手术联合放疗的患者 5 年生存率为 30% ~ 60%，肿瘤特异存活率为 20% ~ 50%。而经尿道电切手术联合化疗的病理完全缓解率为 8% ~ 26%，3 周期化疗后，可通过膀胱镜和活检再次评估，警惕有残余病灶存在的可能；如

抗癌日常　康复有方

病灶仍存在，则行挽救性全膀胱切除。目前主要推荐的综合保膀胱治疗方案是在最大限度经尿道电切术后，以顺铂为基础的化疗联合全膀胱的放疗，完全缓解率可达到60%～80%，可使40%～45%的患者保留完整膀胱存活4～5年，50%～60%的患者可长期存活（与全膀胱切除相当）。如果联合治疗方案不敏感，则仍需要行全膀胱切除，无法保留膀胱。

245. 膀胱癌电切术后为什么要行膀胱灌注治疗？

临床上75%的膀胱癌为非肌层浸润性膀胱癌，术后复发率高。经尿道膀胱肿瘤切除术（TURBT）是非肌层浸润性膀胱癌诊断和治疗的首选方案，但高达45%的患者在单用TURBT治疗后1年内复发，6%～17%的患者会出现肿瘤进展。高复发率与TURBT不完全导致肿瘤细胞残留和TURBT后膀胱内游离的肿瘤细胞种植创面有关。膀胱灌注治疗是通过向膀胱内注入细胞毒性药物直接杀伤肿瘤细胞，或注入免疫制剂如卡介苗、干扰素等直接杀伤肿瘤细胞或诱导体内非特异性免疫反应，从而达到降低肿瘤复发和进展的风险。膀胱灌注治疗可以单独使用或作为经尿道术后的局部辅助治疗手段，对机体全身影响小，患者接受度较高，也是目前泌尿外科最常见的操作之一。

246. 膀胱灌注治疗应该在什么时候进行？如何进行？

非肌层浸润性膀胱癌术后可根据肿瘤的数量、大小、分期、分级以及是否存在原位癌等因素，分为低危、中危、高危和极高危组。针对不同的组别，建议进行膀胱灌注治疗方案如下：

①低危组：TURBT术后即刻进行单次剂量的膀胱灌注化疗，后续可以不

用膀胱维持灌注。

②中危组：TURBT 术后即刻进行单次剂量的膀胱灌注化疗，有证据建议针对复发频次平均每年 ≤ 1 次的患者或欧洲癌症治疗研究组织复发评分 <5 分的患者进行术后即刻灌注，后续建议进行膀胱化疗药物或卡介苗灌注，灌注时间为 1 年。

③高危组：TURBT 术后即刻可以进行单次剂量的膀胱灌注化疗，后续进行膀胱诱导灌注和维持灌注，建议使用卡介苗或化疗药物，灌注时间为 1 ~ 3 年。不必担心，医生会根据患者具体情况制订个体化治疗方案。

247. 膀胱癌患者需要进行放疗、化疗吗?

肌层浸润性膀胱癌容易发生远处转移，10% ~ 15% 的肌层浸润性膀胱癌患者在确诊时已出现转移，因此即使行根治性膀胱切除术后，仍有高达 50% 的患者会出现转移，5 年生存率为 36% ~ 54%。对于更高分期的膀胱癌患者，5 年生存率仅为 25% ~ 35%。对于身体条件不能耐受根治性膀胱切除术或不愿接受根治性膀胱切除术的肌层浸润性膀胱癌患者，需考虑行保留膀胱的综合治疗。尿路上皮癌细胞已被证明对于铂类、吉西他滨、阿霉素及紫杉醇等化疗药物敏感，尤其对于含顺铂的联合化疗方案比较敏感，总有效率为 40% ~ 75%，甚至超过 40% 的患者出现膀胱肿瘤的完全缓解，从而获得长期生存。因此，**化疗是肌层浸润性膀胱癌在根治性膀胱切除术围手术期重要的辅助治疗手段。**

因肌层浸润性膀胱癌较高的淋巴结和远处转移率，单一的治疗手段难以达到理想的保留膀胱的效果，考虑施行保留膀胱治疗的患者需经过仔细选择，对病情进行综合评估，选择适当的保留膀胱手术方式，并辅以化疗和放疗，且需进行密切随访，必要时行挽救性膀胱切除术。放疗是为了对膀胱原发肿瘤和局部淋巴结进行控制，加用系统化疗和其他放疗增强剂是为了提升放疗疗效。对于局部肿瘤伴有血尿、局部疼痛、尿频尿急排尿困难，以及骨转移疼痛等症状的患者，如果患者能耐受，建议姑息放疗缓解症状。另外，良好的随访依从性也是决定患者预后的重要因素。

248. 膀胱癌术后如何早期发现肿瘤复发？

血尿是膀胱癌最常见的症状，尤其是间歇性全程无痛性血尿，可表现为肉眼血尿或镜下血尿，血尿出现时间及出血量与肿瘤恶性程度、分期、大小、数目、形态并不一致。也有患者以尿频、尿急、排尿困难和盆腔疼痛为首发表现，此为膀胱癌另一类常见症状，常与弥漫性原位癌或浸润性膀胱癌有关。其他症状还包括输尿管梗阻所致腰部疼痛、下肢水肿、盆腔包块、尿潴留。有些患者就诊时即表现为体重减轻、肾功能不全、腹痛或骨痛，均为晚期症状。因此，定期随访非常必要，如果出现相关症状也需要积极返院进行检查评估，避免贻误病情。

249. 膀胱癌患者一般需要做哪些检查？

膀胱癌术后或怀疑膀胱癌的患者通常应考虑定期行体格检查及影像学检查。彩超检查简便易行，无创伤，是膀胱癌的首选筛查手段。尿细胞学检查是膀胱癌诊断和术后随访的主要方法之一，尿标本的采集一般通过自然排尿，尿细胞学阳性意味着泌尿道的任何部分，包括肾盏、肾盂、输尿管、膀胱和尿道，存在尿路上皮癌的可能。尿细胞学检测膀胱癌的敏感性为 13% ~ 75%，特异性为 85% ~ 100%，因此膀胱癌检查逐渐呈无创化趋势。当然，由于泌尿系感染、结石、膀胱灌注治疗和检查者的技术差异等因素可能会影响尿细胞学检查结果。

泌尿系统 CT 成像（CTU）在膀胱癌的筛查及诊断中也占有重要地位，被覆整个肾盂、输尿管及膀胱的上皮称为尿路上皮，膀胱尿路上皮癌有同时并发肾盂、输尿管尿路上皮癌的可能，或肾盂、输尿管癌患者以膀胱癌的临床表现为首发症状，故膀胱癌患者均应检查上尿路有无肿瘤。因此，泌尿系统 CT 成像可替代传统静脉泌尿系造影（IVU）检查，了解有无肾盂、输尿管癌可能，并对泌尿上皮肿瘤具有更高的诊断准确率。

250. 膀胱癌患者术后随访是否需要做膀胱镜检查？

在膀胱癌患者术后的随访中，虽然 B 超、CT 及尿脱落细胞学等检查具有一定价值，但均不能完全代替膀胱镜检的地位和作用。膀胱镜检查目前仍然是金标准，检查过程中一旦发现膀胱内异常病灶均应该行活检及病理检查。目前膀胱软镜已得到广泛的普及和应用，检查过程中患者的不适感已大大降低。因此，患者不要因为对膀胱镜检查的恐惧而放弃随访。

251. 膀胱癌患者术后多长时间复查一次？

在保留膀胱术后的随访中，所有患者应以膀胱镜为主要随访手段，在术后前 2 年每 3 个月复查一次，此后改为每 6 ~ 12 个月复查一次。膀胱癌患者接受根治性膀胱切除术和尿流改道术后必须进行长期随访，随访重点包括肿瘤复发和与尿流改道相关的并发症。根治性膀胱切除术后肿瘤复发和进展的危险主要与组织病理学分期相关，局部复发和进展以及远处转移在术后的前24个月内最高，24～36个月时逐渐降低，36个月后则相对较低。通过定期的影像学检查可发现肿瘤复发，推荐pT1期肿瘤患者每年进行一次体格检查、血液生化检查、胸部X线片检查和B超检查（包括肝、肾、腹膜后等）；pT2期肿瘤患者每6个月进行一次上述检查；pT3期以上的肿瘤患者每3个月检查一次。

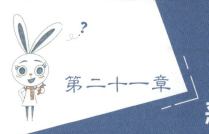

第二十一章

恶性淋巴瘤相关问题

淋巴瘤是起源于淋巴造血系统的恶性肿瘤，根据组织病理学分为非霍奇金淋巴瘤（NHL）和霍奇金淋巴瘤（HL）两类。淋巴瘤是具有相当异质性的一大类肿瘤，虽然好发于淋巴结，但是由于淋巴系统的分布特点，使得淋巴瘤归属于全身性疾病，几乎可以侵犯全身任何组织和器官。其主要临床表现为无痛性淋巴结肿大，肝脾肿大，全身各组织器官均可受累，伴发热、盗汗、消瘦、瘙痒等全身症状。日常护理对于淋巴瘤患者较为重要，在治疗和康复期间需要重视，避免病情恶化。

252. 淋巴瘤患者化疗出院后多长时间复查血常规？

化疗药物在杀伤肿瘤细胞同时，也会损伤正常细胞，其中增殖越快的细胞，受化疗药物的影响也越大。骨髓细胞增殖比较快，容易受到化疗药物的损伤，导致骨髓抑制的发生。化疗后骨髓抑制不仅延误治疗，影响治疗效果，而且可能导致乏力、感染、出血等各种并发症，危及患者生命。因此，患者需要重视化疗后血常规的动态随访，及时发现骨髓抑制并给予相应处理。化疗药物所致的骨髓抑制，通常见于化疗后 1～2 周，可持续 2～4 周，以白细胞及中性粒细胞下降为主，可伴有血小板下降，少数化疗药如吉西他滨、卡铂、丝裂霉素

抗癌日常　康复有方

等则以血小板下降为主。建议每周至少检查 1～2 次血常规，以便及时了解患者骨髓造血功能以及药物对骨髓抑制的影响，从而调整后续用药方案。在随访过程中，医生需动态掌握患者的血常规波动情况。患者出院后如果出现头晕、乏力、发热或者皮肤出现瘀斑、瘀点，建议立即就医。

253. 淋巴瘤患者出院后检查发现白细胞低怎么办?

当化疗导致骨髓抑制，出现白细胞降低时，可以从以下几个方面来升高白细胞：

①暂停化疗：当化疗导致患者出现轻度骨髓抑制时，此时白细胞下降若不严重，可先停止化疗，待机体自身将白细胞恢复到正常水平。

②药物治疗：当白细胞降低不能通过自身恢复时，可采用药物治疗帮助患者恢复，如鲨肝醇、利血生等药物，还可辅助使用中成药物，如地榆升白片、芪胶升白胶囊等，必要时可使用粒细胞刺激因子，刺激骨髓增生，帮助恢复白细胞。

③饮食调理：药物治疗的同时，可补充一些有益于造血的食物帮助机体恢复，如食用一些富含蛋白质、硒的食物及血制品，芦笋、蘑菇、紫薯、鱼、牛肉、鸡蛋等食物，也有助于白细胞数值的升高。

④特殊处理：当患者白细胞极度低下时，如低于 $0.5×10^9/L$，此时患者极易出现感染，建议患者进入层流洁净病房进行治疗，可预防性使用抗生素以预防感染。所以，患者化疗时，应注意规律地监测白细胞，一旦发生白细胞低的情况，需在医生指导下治疗。另外，注意做好自身防护，减少出入人群密集场所，加强个人卫生，注意休息。

254. 淋巴瘤患者出院后检查发现血小板低怎么办？

化疗后血小板减少，是较常见的化疗相关副作用。化疗药可抑制骨髓造血功能，导致血小板生成减少，根据血小板减少程度，可应用以下几种治疗方法：

①药物治疗：使用升血小板类药物，包括针剂，较常用的如白介素-11、促血小板生成素受体激动剂（TPO），可较好地促进血小板生成。此外可应用口服类升血小板药物，主要作用于促血小板生成的受体靶点，属于受体激动剂，促进造血细胞向血小板方向分化，从而促进血小板生长。

②输注血小板：对于重度血小板减少，如血小板降到（10～20）×10^9/L以下，患者有较大出血风险，甚至危及生命。此时在使用升血小板药物的同时，可进行血小板输注，以短期内提高患者的血小板水平，降低患者因血小板减少而发生大出血的风险。总之，对于轻度血小板减少的患者，以药物治疗为主；对于重度血小板减少，且有大出血风险的患者，在使用升血小板药物的同时，可输注血小板治疗。

255. 淋巴瘤患者治疗后若出现骨髓抑制该如何预防感染？

淋巴细胞是人体健康强大且忠实的守护者，没有淋巴细胞，身体就会失去保护，遭受各种疾病的侵袭与骚扰。患上淋巴瘤后，身体的保护功能受到抑制，免疫力和抵抗力自然降低，加上放化疗导致骨髓抑制，白细胞降低，感染的风险也随之升高。淋巴瘤患者可通过以下几个方面预防感染的发生：

①养成良好的卫生习惯，饭前便后充分洗手，饭后睡前刷牙漱口，尽量避免与感冒咳嗽的家庭成员接触，预防病毒感染。

②随时注意体温及自己身体指标的变化，注意保暖，预防感冒。如有发热

体温大于 38 ℃，畏寒或呼吸急促等症状，必须立刻到医院就诊。

③平时饮食应该以清淡易消化为主，不要吃辛辣刺激性食物，多吃新鲜水果蔬菜，补充足够的营养元素，不要吃生冷的或没有煮熟的食物，以防细菌感染。

256. 淋巴瘤患者出院后可以正常工作上班吗？

统计显示，全球范围内的肿瘤患者在诊断后 2 年内，有一半以上重新返回了职场。肿瘤患者在手术治疗后，需要静养一段时间，逐渐恢复体力，如果行化疗治疗则根据不同的方案其周期有所不同，一般是半年左右。全部的治疗结束以后，肿瘤患者休息半年左右就可以开始上班了，但要注意定期随访复查。此外，恢复工作可以分散肿瘤患者注意力，避免与社会脱节，有助于其保持良好的心态。对于病情比较严重的癌症晚期患者，确实无法从事劳动的，切勿勉强工作，有可能会加重病情。当然，所有肿瘤患者都需注意休息，不要干重活，不要熬夜，不要过于劳累。

257. 淋巴瘤患者放化疗后可以运动吗？

淋巴瘤患者放化疗后应进行适当的运动，如散步、练气功、打太极拳等，注意适度和适量的原则，保持心情舒畅，但不要剧烈运动。鼓励患者进行适当的有氧运动，也可尝试烹调、编织等家务活动。轻体力活动有助于患者饮食量增加、体力及心理状态的恢复，逐步回归正常生活。

258. 淋巴瘤患者放化疗后家庭护理需要注意哪些问题？

对于淋巴瘤患者来说，不仅需要规范治疗，治疗后的家庭日常护理对其预后同样至关重要，要在精神、生活、饮食上做到全面护理：

①精神护理。疾病本身给患者带来极大的精神压力，加上放化疗后的副作用，更是让患者的情绪波动较大，呈现暴躁、抑郁、绝望等情绪反应，作为患者家属，要多和患者沟通，选择性告知病情，多表达积极的治疗效果，以增强患者战胜疾病的信心。

②生活护理。在给患者提供舒适康复环境的同时，应严密观察其治疗后的症状，如发现异常，应及时联系医生。另外，对于放化疗后的患者，应叮嘱其注意卫生，防止感染，可以适当增加体育锻炼，以提高机体免疫力。

③饮食护理。由于病情的发展或者治疗后的副作用，患者食欲较差，体质虚弱，所以在饮食方面需做好准备，可制定多样化食谱，尽量做到色、香、味俱全。饭前可通过心理暗示或配合药物解除其厌食、恶心、呕吐的症状。避免进食油腻和生冷的食物。对于口腔及咽喉部溃疡疼痛而不能进食者可改用流食，如牛奶、麦片粥以及其他淡味食物。

259. 淋巴瘤患者化疗后脱发怎么办？头发还能生长吗？

部分淋巴瘤患者在化疗后，会出现掉头发的现象，特别担心自己头发掉光了不能再长出来。化疗药物属于细胞毒性药物，既能够杀死癌细胞，也会对身体内增殖较快的正常细胞造成一定的伤害，其中就包括头发中的毛囊细胞，因此患者会出现脱发现象。脱发与否跟化疗药物种类、剂量、治疗周期重复频率、个人的敏感性有关。目前没有证据证明化疗脱发与疗效有直接关系。但并非所有化疗药物都会引起脱发，不同化疗药物引起的脱发严重程度也不一样。家属和患者在化疗之前可详细了解药物是否存在脱发的不良反应，以便积极应对。

化疗引起的脱发一般是可逆的，因此患者无需过于担忧。脱发通常发生在化疗后2~3周，甚至两次治疗之后才发生。一般情况下，停药后1~2个月毛发就会开始重新生长，且往往比以前更黑、更有光泽。年轻、气血调养充沛者毛发生长较快。患者可佩戴假发，以度过脱发尴尬期，并在化疗后保持良好的心态，加强营养补充。

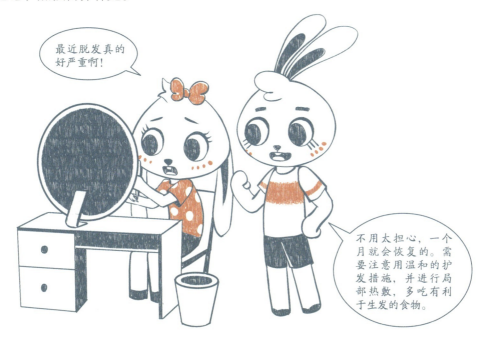

260. 淋巴瘤患者经治疗完全缓解后的生存期限是多长时间？

在肿瘤治疗的过程中，如果医生告知患者达到了"完全缓解"，就代表各种检查发现所有目标病灶完全消除，这无疑是一个好消息，但此时癌症并没有"被治愈"。癌症的发生发展有一定规律，大量临床数据显示，90%的癌症复发患者都出现在治疗后的5年内。所以，"完全缓解"只是治疗的小阶段目标，临床上更习惯以"5年生存率"来评估患者预后情况。淋巴瘤是起源于淋巴造血系统的恶性肿瘤，虽然在积极治疗后病情会得到有效控制，但是还可能残留一些癌细胞，容易复发。不同的淋巴瘤类型，复发概率不同。

此外，淋巴瘤患者的生存期还与恶性度有关，如果是低危类型的淋巴瘤，即便出现扩散，只要及时给予干预治疗，缓解的几率可达 50％～60％。如果是中／高度恶性淋巴瘤，由于病情较为凶险，此类患者的生存时间可能也会受到影响。惰性淋巴瘤一般病程进展缓慢，患者可以长期带病生存，甚至不影响患者的生活质量，但是很难治愈。

261. 霍奇金淋巴瘤患者治愈后和正常人一样吗？

霍奇金淋巴瘤（HL）是淋巴瘤的一种独特类型，为我国青年人中常见的恶性肿瘤之一，是一种可高度治愈的淋巴系统肿瘤。国际上，初治霍奇金淋巴

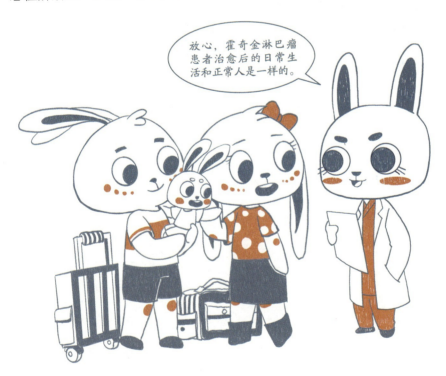

放心，霍奇金淋巴瘤患者治愈后的日常生活和正常人是一样的。

抗癌日常　康复有方

瘤的治愈率能达到 75% ~ 85%，因此对于霍奇金淋巴瘤，初治的目标就是治愈，大部分霍奇金淋巴瘤经规范化的一线放化疗可被治愈。尤其是初期霍奇金淋巴瘤，许多患者能够长久存活乃至治愈。经过治疗达到治愈的霍奇金淋巴瘤患者可以像正常人一样工作生活，但仍需定期门诊随访。

262. 淋巴瘤患者化疗后如何进行随访？

淋巴瘤患者在接受放化疗治疗期间，门诊随访的主要内容为血生化检查，如血常规、肝肾功能、电解质等，主要目的是监测放化疗后的毒副反应，以保证患者的安全。在住院化疗期间医生会根据患者的疗程数安排相应的彩超或者CT 等影像学检查评估疗效。化疗后一般建议至少每间隔 1 周查血复查：

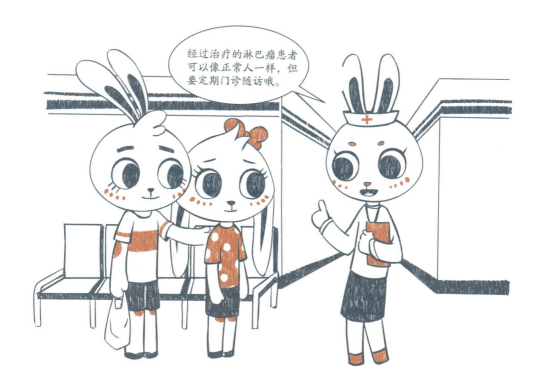

①肝功能：化疗药物一般经过肝脏代谢，可能会破坏肝细胞，肝功能检查报告单尤其要看转氨酶、胆红素等有无明显升高。

②肾功能：化疗药物经肾脏排泄，特别是一些肾毒性化疗药物，肾功能检查报告单尤其要看肌酐、尿素氮等有无异常。

③血常规：骨髓抑制是多数化疗药的常见毒性反应，大多数化疗药均可引起不同程度的骨髓抑制。骨髓抑制最先表现为白细胞下降，因此血常规报告单首先看白细胞计数有无异常，其次看血小板和血红蛋白。

263. 淋巴瘤患者治愈后如何进行随访？

淋巴瘤容易复发，因此要求患者定期随访。目前大约 70% 的早期淋巴瘤患者经过化疗、免疫治疗和放射治疗等，能够完全缓解甚至获得治愈。在淋巴瘤患者治愈后的前 5 年内，一定要定期随访，有助于及早发现转移和复发。目前推荐淋巴瘤患者常规随访检查增强 CT，HL 及侵袭性 NHL 患者前 2 年每 3 个月检查一次，第 3～5 年每 6 个月检查一次，而惰性淋巴瘤一般推荐 3～6 个月检查一次；对于随访中 CT 检查可疑复发的患者可行 PET-CT 检查。

值得注意的是，不要在患者有炎症时复查，以防止假阳性的发生。牢记随访是医生了解患者状况的途径，也是患者向医生提问的好机会：①身体，生活习惯（睡眠，食欲等），精神，心理状态的变化都需要在随访时提供，以帮助医生更好地了解近况。②关于疾病及康复的任何问题以及顾虑，要及时提出。

抗癌日常　康复有方

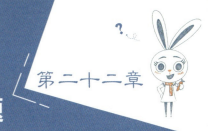

第二十二章

神经系统肿瘤相关问题

脑是人体重要器官之一，肿瘤一旦形成，对脑中任何部分产生压迫，都会对人体功能造成不同程度的损伤。脑肿瘤中，发病率较高的是脑胶质瘤、脑膜瘤、垂体瘤和脑转移瘤。由于脑肿瘤存在于密闭的颅腔内，肉眼看不见也摸不着，再加上常规体检一般不会包含颅脑相关检查，所以，脑肿瘤很难像其他肿瘤一样通过日常体检发现，大众认知度也比其他常见恶性肿瘤要低得多。

264. 罹患神经系统肿瘤后，是否要做腰穿？

罹患神经系统肿瘤与是否做腰穿并没有必然联系。一般除淋巴瘤、生殖细胞瘤等特异性肿瘤外，术前并不会做腰穿，因为大部分神经系统肿瘤的患者都可能出现颅内高压。如果进行腰穿，可能会诱发脑疝，严重时可能会危及患者生命。但是手术之后，尤其是当患者出现明显的高热、脖子僵硬时，腰穿就必不可少了。通过腰穿，不仅可以释放脑脊液，减少脑脊液对脑膜的刺激，减轻头痛，而且可以通过取出的脑脊液来判断患者是否存在颅内感染，并进一步通过对脑脊液的培养来明确导致感染的细菌种类，从而使用敏感的抗生素对症治疗。

有些患者或家属害怕腰穿会对身体产生不良影响，其实不需要过度担心。

人体每天会产生 400 ~ 500 mL 的脑脊液，腰穿释放的脑脊液量很少，并且是缓慢释放的，只需在腰穿后去枕平卧 4 ~ 6 小时，多喝水，患者一般不会产生严重的不良反应。

265. 神经系统肿瘤患者术后如何进行功能锻炼？

神经系统肿瘤患者术后可能会出现不同的神经功能缺损，如手脚无力，说话不利索，面瘫等，针对这些神经功能损伤进行适当的康复训练，往往能使患者得到较好的恢复效果。对于说话不清楚的患者，可以多与他人交流沟通，多听别人说话，多读多写多听，有助于语言功能的恢复。发生神经功能损害的 6 个月内为最佳康复时期，该时期内有必要进行专业的康复治疗。肢体运动障碍的患者通过康复科医生进行各种康复治疗，如针灸、电针、手法训练等方式促进患者的肢体功能恢复，也可以搀扶患者下地行走，帮助患者进行肢体活动有助于其尽早恢复肢体运动功能。面部神经功能的锻炼也十分重要，通过照镜子进行"闭眼，皱眉，提口角"等动作的训练，有助于患者面神经功能的恢复。

266. 高龄脑肿瘤患者能做手术治疗吗？

高龄患者是否能做手术治疗，取决于患者的年龄、身体状况、肿瘤的情况、手术医生技术和麻醉风险等。相较于年轻患者，高龄患者术后出现肺部感染、营养不良、静脉血栓、尿路感染等各种术后并发症的概率会明显增加。年龄越大，风险越高，对手术的抗打击能力越差。如果高龄患者的脑肿瘤相对较小，没有影响患者的功能，且肿瘤性质偏良性，可考虑观察，因为患者可能在预期寿命中保持带瘤生存，即肿瘤不一定会影响患者的寿命。但如果肿瘤较大，恶性程度高，肿瘤的生长速度快，患者预期寿命较长，且患者的一般身体状况较好时就可以考虑手术治疗，这样不仅可以减轻患者的痛苦，还能够延长患者的寿命。如果肿瘤恶性程度很高，患者预期寿命比较短，身体状况特别差，建议不要手术治疗，因为手术风险太高，收益相对较小。

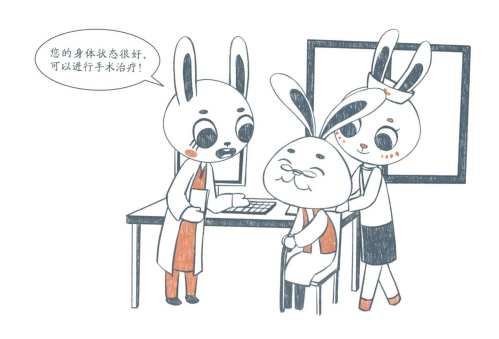

267. 垂体瘤术后会影响患者性功能吗？

垂体瘤手术可能会影响性功能，垂体本身是内分泌腺体，分泌的激素中就包括性激素，术前术后都可能受影响，如果术后仍出现性激素分泌异常，就可能影响患者的性功能。对于一些瘤体较小的患者，手术对垂体的损伤较小，术后不影响性激素的分泌，从而对性功能没有影响；如果肿瘤比较大，那么手术对于垂体的损伤相对较大，很有可能损伤垂体柄，对性激素产生影响的可能性就很大。所以在发现垂体瘤时，应该尽早就医检查，明确诊断，尽早治疗。

268. 患垂体瘤后，面容会有所改变吗？

垂体瘤的种类有很多，只有少部分与生长激素和皮质醇激素相关的垂体瘤才会导致患者的面容改变。如生长激素腺瘤，会导致患者的下巴变宽，嘴唇变厚，鼻子变大，手指脚趾变粗变长，患者可能会由"瓜子脸"变成"国字脸"，使患者的面容发生改变；又如皮质醇激素相关的垂体瘤会使患者的皮质激素分泌增多，导致患者的脸变得又圆又胖，后背的"富贵包"也会变明显，表现出"满月脸""水牛背"，也会改变患者的面容。如果在短期内观察到面容发生了明显的变化，就可高度怀疑垂体瘤，需尽早去医院检查。

269. 垂体瘤患者术后出现尿崩怎么办？

尿崩是垂体瘤术后常见的并发症，每日尿量超过 4 L 就可能是尿崩症，进一步需要行尿比重检查，若尿比重低于 1.005 就可以确诊了。多与垂体瘤手术破坏了垂体后叶组织，从而导致抗利尿激素分泌不足有关。当出现尿崩时，患者应该大量饮水维持体液的出入量平衡，虽然饮水多会引起小便次数增加，但水分补充对于患者的身体健康至关重要。术后尿崩分一时性和永久性两种。一时性尿崩时，患者通过短期服用醋酸去氨加压素片和适量饮水就可以逐渐恢复正常。永久性尿崩时，患者需要长期规律性服用替代药物治疗，从而控制尿崩症状。尿崩期间应该定期前往医院检查电解质和尿常规情况，如果出现身体乏力，四肢抽搐等情况也应该及时就医检查电解质，谨防电解质失衡的发生而危及患者的健康甚至生命。

270. 垂体瘤患者术前是否要服用溴隐亭？

并不是所有垂体瘤患者术前都要服用溴隐亭。溴隐亭的作用是抑制垂体分泌过多的催乳素，而垂体瘤的种类很多，只有催乳素瘤患者才会分泌过多的催乳素。因此，患者术前是否需要服用溴隐亭，取决于垂体瘤的种类。当患者表现为高催乳素的症状时，通过服用溴隐亭，症状可能会得到缓解，垂体瘤不会继续增大，甚至可能会减小，通过规律服用溴隐亭就可以很好的控制症状，甚至可以不用做手术。但非分泌催乳素的垂体瘤患者，服用溴隐亭就没有效果，手术可能是最佳选择。

271. 垂体瘤患者手术前后要吃激素吗？

垂体是人体十分重要的内分泌器官，可以分泌各种各样的激素，与甲状腺激素、性腺激素、糖皮质激素以及生长激素等密切相关。其中，促甲状腺激素、促性腺激素以及促肾上腺皮质激素最为重要。有些患者术前肿瘤已经导致垂体激素分泌异常，尤其是当皮质醇激素和甲状腺激素分泌不足时，术前应当给予补充，因为在手术过程中，上述激素量不足可能会导致患者术中、术后产生严重的不良反应。有些巨大肿瘤手术，术前需要糖皮质激素储备，因此患者术前是否需要吃激素，是由患者术前的激素水平和手术可能会对垂体产生的影响决定的。

272. 垂体瘤术后，女性还能生育吗？

首先，垂体瘤本身可能会影响生育，如泌乳素型垂体瘤，症状有头痛、泌乳、月经紊乱，本身就可影响怀孕、生育，这部分患者可在药物治疗、激素控制良好的条件下尽早生育。其次，垂体瘤术后可能导致甲状腺轴、性腺轴功能低下，间接导致月经紊乱，对女性患者受孕和胎儿的生长发育产生不良影响。在手术切除了垂体瘤以后，部分患者的内分泌会恢复正常，不影响女性患者受孕。总之，因垂体瘤术后可能影响患者生育，生育期女性行垂体瘤手术治疗需谨慎。

此外，怀孕也可影响垂体瘤的病情发展，有生育要求的女性患者是否行手术治疗需要与主管医生进行充分沟通，制订详尽的孕产计划，孕期和孕后注意监测，必要时可参加垂体瘤多学科联合会诊（神经外科、内分泌科、妇产科等多学科联合会诊），制订个体化的治疗方案。

273. 垂体瘤患者术后鼻腔出血，或出现其他不明分泌物怎么办？

目前大部分患者会采用经鼻微创手术治疗垂体瘤，术后鼻腔内出血是正常现象，只要不是鲜血直流就可以观察为主，避免用力擤鼻涕，打喷嚏，以及用手指抠鼻腔。如果患者鼻子中流出不明清水样液体，或是口腔内总有一些咸甜的液体流出，此时需要提高警惕，因为这些不明分泌物有可能是脑脊液。脑脊液鼻漏是垂体瘤术后较为常见的手术并发症，是指脑脊液通过颅底骨质及硬脑膜破裂或缺损处经鼻腔流出。临床表现为鼻腔间断或持续流出清亮水样液体，在低头、躺卧、翻身、便秘以及弯腰时明显，如与血液混合也可为淡红色或深红色。当鼻腔溢出液干燥后呈不结痂状，或被其浸湿的纸巾晾干后未变硬，在低头、屏气、捏鼻及咳嗽等情况下流量增加时，建议：

①需卧床休息：一般采用头高 30° 卧位，卧向患侧；

②保持鼻腔清洁：避免用力擤鼻，避免颅内感染；

③防止颅内压增高：预防感冒，保持大小便通畅，不行屏气、捏鼻及咳嗽等增加颅内压的动作；

④应用抗生素：及时应用广谱抗生素预防感染；

⑤腰大池引流：可行腰大池引流一周，有利于脑脊液鼻漏的自行愈合。保守治疗4～6周以上不能自行愈合者，需考虑手术治疗，经鼻内镜下脑脊液漏修补手术具有创伤小、术后恢复快、并发症少、成功率高及可重复操作等优点，总体成功率高于95％。

274. 听神经瘤患者可以用伽玛刀进行放疗吗？

听神经瘤患者可以使用伽玛刀放疗，但并不是所有患者都建议行伽玛刀放疗。伽玛刀的优点是不开颅，面神经功能保留较好，听力一般能保留4～5年，但伽玛刀仅能限制肿瘤生长，肿瘤实体部分仍然存在，一部分患者的肿瘤会缩小，一部分患者会在4～5年后复发。针对年龄较大，身体状况特别差，肿瘤不是特别大的患者，因手术风险极高，可以考虑行伽玛刀放疗。而伽玛刀放疗后，神经周围的组织会粘连得特别严重，假如肿瘤复发，再想选择手术治疗，则风险就会变得特别大，且保留患侧面听神经功能的可能性特别低，极有可能导致患者术后出现面瘫、听力障碍。因此针对相对年轻，身体素质比较好的患者，不是特别建议行伽玛刀放疗治疗，因其无法彻底治疗肿瘤且无法确定长期效果。

275. 听神经瘤患者术后会出现面瘫吗？

术后面瘫是听神经瘤患者常见的手术并发症，由手术导致面神经损伤引起。由于面神经和听神经在颅内的位置极近，肿瘤可能包裹听神经和面神经，为了尽可能地切除肿瘤，不可避免地会导致面神经的牵拉和损伤，从而导致面神经功能受损。面神经的作用是支配患者的面部肌肉运动，面神经受到损伤会导致患侧面瘫，表现为口角歪斜，鼻唇沟变浅，额纹消失，不能闭眼。术后出现面瘫的患者应进行规范的康复治疗，有可能恢复部分面神经功能。

276. 脑肿瘤患者可以乘坐飞机吗?

脑肿瘤患者术前是否能乘坐飞机，要视情况而定。 当患者没有明显症状，肿瘤的体积比较小，也没有发生过癫痫、持续性头痛等症状时，发生意外事件的可能性相对较低，患者是可以乘坐飞机的。但当患者脑肿瘤的体积比较大，已经频繁地出现剧烈头痛、呕吐以及经常发生四肢抽搐、意识丧失时，就应该避免乘坐飞机，因为一旦出现紧急状况，飞机上的抢救措施极少，能够及时进行救治的可能性很低，严重时可能会危及患者生命。

脑肿瘤患者术后，一般情况下可以乘坐飞机，因为肿瘤已经切除，出现高颅压的可能性相对较低，但如果患者仍频繁出现癫痫，也应该避免乘坐飞机，以防止发生意外。

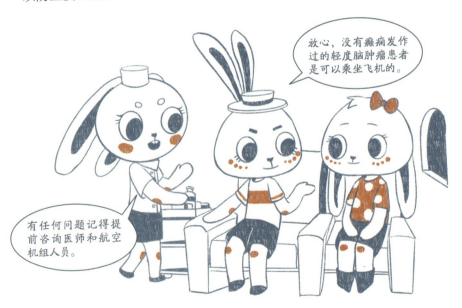

抗癌日常　康复有方

277. 脑肿瘤患者发生抽搐怎么办？

脑肿瘤患者发生抽搐，相对来说是比较危险的，及时就诊是最正确的选择。出现肢体抽搐的症状很可能是癫痫造成的，患者肌肉痉挛，严重时会导致颅内压快速升高，脑缺血，使脑水肿加重，进而可能会诱发脑疝，甚至威胁患者生命。但也不用过于紧张，长期规律性服用抗癫痫药物是脑肿瘤患者预防肢体抽搐的最重要手段。当患者出现四肢抽搐、意识丧失、口吐白沫时，用毛巾或相对较软且无法被咬破的东西塞到患者口中，防止其咬伤自己的舌头，将患者放置在一个相对安全的地方，立即拨打 120 或尽快送往医院。

278. 脑肿瘤患者术后出现头痛怎么办？

术后头痛是脑肿瘤患者常见的并发症，很多患者术后都会承受不同程度的疼痛，如果疼痛程度较轻，不影响睡眠，建议尽可能不吃止痛药。当患者的头

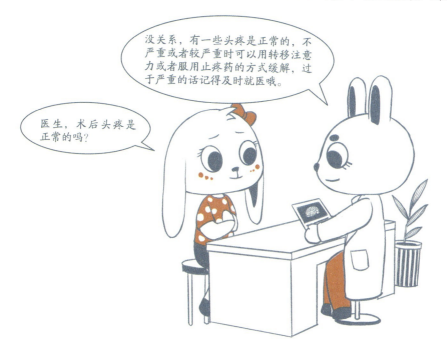

痛明显，表现为持续性的疼痛，严重影响患者的睡眠和日常生活时，应告知医生，经医生判断后给予相应的止痛治疗。止痛药物一般不会影响患者的意识，因为对于脑肿瘤术后的患者，医生对于意识的观察要比治疗患者的疼痛更重要，盲目的给予止痛药可能会影响医生对患者病情的判断。但当患者突然出现剧烈的头痛，伴随呕吐、意识模糊、精神变差时，应立刻告知医生，必要时需急诊完善头部 CT。突然出现的剧烈头痛可能与颅内压升高、术区出血有关，严重时可危及患者生命。

279. 服用抗癫痫药有哪些注意事项？

抗癫痫药是神经外科常用药物之一，如丙戊酸钠、左乙拉西坦，无论哪种抗癫痫药物服用的时间都有明确要求。若患者术前没有明确癫痫发作病史，服用抗癫痫药物仅是为了预防术后癫痫，一般在术后 3 ~ 4 周即可停药。若患者术前或术后发生明确的癫痫时，需延长用药时间，一般不少于 2 年，通过脑电图结果指导抗癫痫药物的使用；当患者长时间没有癫痫发作，脑电图提示没有明确的异常时，可以考虑逐渐减药，但切记不能自行立即停药。此外，抗癫痫药物都有相应的不良反应，当出现了明确的不良反应时，应及时前往医院调整药物。绝大多数癫痫病患者通过按时、足量、足疗程服用抗癫痫药物，能够取得理想的治疗效果。

280. 脑肿瘤患者术后发热怎么办？

脑肿瘤患者术后出现体温升高，需根据患者情况判断发热原因。如果患者发热伴随明显的鼻塞、打喷嚏、咳嗽，可能是感冒所致；如果患者没有明显的感冒表现，出现剧烈头痛，脖子僵硬，伴随意识不好，精神变差，需考虑术后颅内感染，此时应立即前往医院就诊，根据情况行腰椎穿刺，明确诊断，启用抗生素治疗。此外，手术切口没有愈合，术后肺部炎症，泌尿系感染也有可能导致患者发热，出现这些情况时都应及时前往医院就诊，明确病情，对症处理。

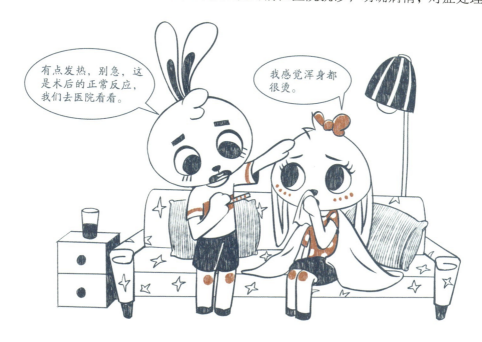

281. 脑肿瘤患者术后应该如何随访?

脑肿瘤手术及后续治疗完成后，患者应定期复查随访。随访的目的，一方面观察治疗效果和可能的副反应；另一方面观察有无复发。良恶性脑瘤的随访时间存在差异。

①脑胶质瘤、脑转移瘤等恶性肿瘤患者放化疗后 2 ~ 6 周复查头部 MR，然后每 2 ~ 4 个月复查一次，持续 2 ~ 3 年，此后可逐渐延长复查间隔时间。

②脑膜瘤、听神经瘤等良性肿瘤患者在术后第 3、6、12 个月复查颅脑

MR（平扫＋增强），其后5年内每6～12个月复查颅脑MR，5年后每1～3年复查颅脑MR。

③垂体瘤、颅咽管瘤术后复查比较复杂，术后第6～12周行垂体激素检测。垂体功能紊乱者给予激素替代治疗，术后3个月复查垂体MRI观察有无肿瘤残留；激素替代治疗者，应每月监测激素水平，及时调整替代治疗方案；病情平稳后，可每3个月评估垂体及各靶腺功能，调整激素替代治疗方案。终身激素替代治疗者，根据术后3个月随访结果，在术后6个月选择性复查垂体激素水平和垂体MRI等。肿瘤控制良好的患者，术后每年复查垂体激素和垂体MRI，5年后适当延长随访间隔时间，建议终身随访。

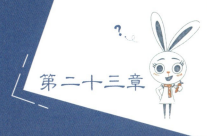

第二十三章

骨肉瘤相关问题

骨肉瘤俗称"骨癌",是指起源于成骨组织上的一种恶性肿瘤,也是一种较常见,恶性程度较高的肿瘤。骨肉瘤发病年龄有两个高峰,一个是 10 ~ 25 岁,另一个高峰年龄是 60 岁以上,且男性发病率约为女性的 1.5 ~ 2 倍。目前骨肉瘤的治疗方法有手术、化疗、放疗、靶向治疗、免疫治疗等。骨肉瘤给患者带去严重身体痛苦的同时,也给患者带来了巨大的心理压力。警惕身体可能发出的"预警"信号,重视自身健康,并在骨肉瘤的治疗过程中,正确地进行康复护理。

282. 骨肉瘤患者出现疼痛、局部肿块、压痛等骨膜反应怎么办?

骨膜反应是骨膜受到刺激后骨膜内层的成骨细胞活动增加,导致骨膜部位出现新生骨。常见于骨折、骨膜下血肿、炎症以及良恶性肿瘤。骨肉瘤等恶性肿瘤引起的骨膜反应与其他不同,由于肿瘤生长快速,迅速增长的肿瘤细胞会压迫并破坏新生骨,破坏区两端残留的骨膜呈三角形,称为 Codman 三角或骨膜三角。这时肿瘤挤压骨膜,刺激骨膜下神经,引起疼痛,出现局部肿块、压痛等,并且逐渐加剧。出现上述症状后,一定要避免采取针刺、拔火罐、挤压等错误的处理方式,应及时去正规医院进行诊疗,明确诊断后最主要的治疗方案是化疗或手术治疗。骨肉瘤对化疗敏感，化疗反应良好的表现是肿块缩小、疼痛减轻等，针对治疗过程中产生的疼痛等症状，可根据疼痛等级选择对乙酰氨基酚、扑热息痛、非甾体抗炎药、曲马多、羟考酮、吗啡、芬太尼等药物治疗，除此之外，还可将止痛药与放疗、放射性同位素、化疗、靶向治疗联合。

283. 骨肉瘤患者术后有膝关节积液怎么办？

不必担心膝关节周围骨肉瘤行膝关节置换术后出现的关节积液，一般关节置换术后 1～3 个月内都可能存在关节积液，这是正常现象。因为手术过程中会切除肿瘤侵犯的骨头和软组织以及周围正常的一部分骨头和软组织，创伤较大，出现渗血、渗液，还有组织反应性渗出，引起关节积液，一般在术后 2～3 周可以吸收。但如果积液时间比较长，可采取理疗、穿刺抽液、关节镜冲洗、抗菌药物等治疗，能取得很好的疗效。关节置换术后的功能训练也可能出现关节积液，一般术后 3 个月左右，积液基本可以吸收。有些患者因术后关节囊组织瘢痕化、增生、增厚使关节肿大，其实并没有多少积液。但如果积液时间较长较多，超过三个月甚至半年仍然有大量积液，并出现关节红肿、疼痛、畏寒、发热等表现，则考虑关节感染可能，治疗上比较棘手。因此对于术后关节积液，应及时到医院就诊，明确诊断，针对不同的情况采取及时、正确的治疗，避免延误病情。

284. 骨肉瘤患者发生肺转移，或者感染肺炎怎么办？

骨肉瘤患者如果在随访过程中发现肺转移，需要根据肺转移病灶的大小、多少、部位等情况综合考虑，联合骨肿瘤科、影像科、胸外科、肿瘤内科等科室行多学科讨论，制订具体治疗方案。一般来讲，对于单发肺转移或 3～5 个以下的肺转移灶，或多个转移灶集中在单一肺段，通过化疗或靶向药物治疗不出现新的转移灶，原来的病灶无明显进展，可选择手术切除转移灶。对于不能手术完全切除的多发转移灶则选择化疗或靶向药物治疗。如果仅是肺部感染，抗感染治疗即可，但注意复查胸部 CT，避免感染灶掩盖肺部转移灶的情况发生。

285. 骨肉瘤患者出现疼痛怎么办？

骨肉瘤患者出现疼痛，需根据疼痛的程度，按照世界卫生组织（WHO）疼痛三阶梯治疗。对于轻度疼痛，可采用扑热息痛或非甾体抗炎药镇痛，但长期服用会导致消化道出血、血小板功能障碍和肾毒性等不良反应。对于轻到中度疼痛，可联合对乙酰氨基酚或非甾体抗炎药加上弱阿片类药物，如可待因、双氢可待因、曲马多等。对于中到重度疼痛，可选用强阿片类药物，如吗啡、羟考酮、芬太尼等，使用过程中需监测便秘、恶心呕吐、尿潴留、嗜睡等药物不良反应，并及时处理。

286. 骨肉瘤患者术后反复发热怎么办？

骨肉瘤患者术后出现反复发热要根据情况进行处理。如果是术后化疗后出现反复发热，并伴有白细胞、中性粒细胞降低，需检测血常规，如果中性粒细胞绝对计数 < $0.5×10^9$/L，单次口腔温度 ≥ 38.3 ℃（腋温 ≥ 38.0 ℃）或口腔温度 ≥ 38.0 ℃（腋温 ≥ 37.7 ℃）持续超过 1 小时，则诊断粒细胞缺乏伴发热，需要紧急处理，应用抗菌谱广、安全性好的抗菌药治疗，并根据血常规情况使

用升白细胞、血小板的药物。若感染未及时处理，会快速进展至感染性休克甚至死亡。

如果术后出现手术部位红肿、疼痛伴发热等症状，实验室检查提示白细胞、中性粒细胞、红细胞沉降率、C 反应蛋白甚至降钙素原增高，则考虑手术部位感染，此时需根据感染部位和感染情况行清创手术，通过细菌培养、药敏试验等选择敏感抗菌药物治疗。

287. 骨肉瘤患者术后是否需要化疗？

根据术后病理结果决定骨肉瘤患者是否需要术后化疗。对于分化良好的骨旁骨肉瘤，主要治疗方案是手术扩大切除，术后无须化疗，密切观察随访即可。而普通型骨肉瘤患者术后则需要化疗，骨肉瘤的标准治疗流程是"化疗＋手术＋化疗"，术后化疗的目的在于消灭早期的微小转移灶，减少复发和转移风险，术后辅助化疗可显著提高患者的生存期。

288. 骨肉瘤患者常见的化疗不良反应有哪些？

化疗不良反应主要与使用的化疗药物有关，骨肉瘤患者常用的化疗药物有阿霉素、异环磷酰胺、顺铂、大剂量甲氨蝶呤，最常见的不良反应是胃肠道反应（如恶心、呕吐），骨髓抑制（如白细胞、中性粒细胞、血小板减少），脱发。阿霉素可引起心脏毒性，包括心律失常、心肌缺血、心力衰竭等；异环磷酰胺导致膀胱毒性，如尿频、尿急、尿痛及血尿等，需使用美司钠解毒；顺铂可引起的耳毒性、肾毒性，使用过程中需大量水化；大剂量甲氨蝶呤可引起口腔黏膜溃疡、肝功能损害，使用过程中需检测血药浓度、碱化尿液并使用亚叶酸钙解毒。化疗过程中应严密监测不良反应并及时处理，以免因不良反应导致化疗延迟、减少化疗剂量、影响化疗效果。

289. 截肢后产生幻肢痛怎么办？

幻肢痛是指患者感到被切断的肢体仍存在，且该处发生疼痛。疼痛多在断肢的远端出现，疼痛性质常为刀割样痛、针刺痛、钳夹感、灼烧痛或挤压痛等。目前治疗幻肢痛的方法主要有：

①药物治疗：目前尚无特效药治疗幻肢痛。常用药物有阿片类镇痛药、三环类抗抑郁药、抗惊厥药、降钙素、甲基 -D- 天冬氨酸受体拮抗剂等，单独用药效果并不理想，常需要联合使用。

②心理治疗：当出现幻肢痛时，不要焦虑、紧张，从心理上接纳被截肢的事实，树立能战胜幻肢痛的信心。平时可以轻拍，均匀地压迫，抚摸残端，对着残端或家里的穿衣镜，心里默念肢体已被截掉。如上述方法仍不能缓解幻肢痛，可到疼痛科或心理科门诊治疗。

③物理治疗：可通过中医针灸、经皮神经电刺激、按摩、超短波、生物反馈等方法缓解疼痛。

④功能锻炼：患肢残端功能锻炼不仅有利于残肢功能恢复，而且可防止并发症的发生。截肢后可根据病情循序渐进地进行残肢训练、俯卧位训练、健肢活动和残肢部分肌肉收缩训练。伤口拆线后立即进行残肢肌肉的主动运动、抗阻力运动、截肢侧关节活动练习和按摩，并在残端均匀的压迫、绑扎，促使残端软组织收缩，还可用残端踩蹬，并逐渐增加残端的负重，以强化残肢面的韧性及肌肉力量，促进新血管形成，早日佩戴假肢对缓解幻肢痛有重要意义。

⑤外科治疗：外科手术是治疗幻肢痛的最后方法，如残肢端修整术、神经瘤切除术、颅内刺激术等。

290. 膝关节置换术后患者如何进行功能锻炼？

骨肉瘤好发于膝关节周围，患者行肿瘤型膝关节置换术后，正确的功能锻炼对远期患肢功能、假体使用寿命都有重要影响。

①术后 1 ~ 3 天：以促进血液循环，防止血栓形成和组织粘连为主。股四头肌练习：患者绷紧大腿肌肉，尽量伸直膝关节，保持 5 ~ 10 秒。直腿抬高：患者在床上伸直绷紧膝关节，稍稍抬起并保持 5 ~ 10 秒，慢慢放下。屈伸踝关节：患者有节奏地屈伸踝关节，每隔 1 小时练习 10 次。转动踝关节：患者由内向外转动踝关节，每天 3 ~ 4 次，每次 20 ~ 30 组。

②术后 4 ~ 14 天：重点是恢复膝关节活动度，早期可使用膝关节持续被动运动（CPM）功能锻炼，从 25° ~ 30° 开始练习，每 2 ~ 3 天增加 5°，直至 90°。同时辅助主动屈伸活动，在床上屈伸膝关节，保持脚在床上滑动尽量屈曲膝关节。在最大屈曲位保持 5 ~ 10 秒，然后伸直膝关节。

拔除引流管后尽快下地活动有助于患者康复，具体下地时间需谨遵医嘱。首先站稳，将身体的重量置于助行器或双拐上，迈出患肢足跟先着地，然后使整个脚平稳落在地板上，然后再迈出下一步。在行走平稳，患肢能部分或完全负重的情况下，改用单拐或手杖。并逐渐练习下蹲、站立位屈膝等活动，逐渐恢复膝关节功能。骨肉瘤术后愈合时间较长，需 3 ~ 6 个月或更长时间，特别是修复手术缺损需要植骨的患者，正常需要 1 ~ 2 年才能恢复正常，术后功能锻炼要循序渐进，在不产生劳累且无明显疼痛的情况下，逐渐恢复正常活动功能。因股骨远端和胫骨近端骨肿瘤假体置换具有不同的手术和重建方式，正确的训练方式有利于患者的康复，具体操作需在医师和康复治疗师的指导下进行。

291. 截肢术后患者如何进行功能锻炼？

截肢术后，为了使患者残肢消除肿胀，残存关节的活动范围得以增加，肌肉得以强化，满足以后装配义肢所需的残肢条件，对残肢进行功能锻炼是必不可少的。

①术后第 1 天，患者可以进行主动股四头肌、臀大肌收缩和髋后伸、内收活动，1 周后开始做主动的髋关节外展、内收、后伸和屈曲活动。

②残肢承重训练。患者可以给予残端多次和均匀的压迫、按摩、拍打、残端蹬踩，由软到硬逐渐增加残肢的负重，每天 2～3 次，每次 15～30 分钟。

③站立平衡训练。术后 2～3 天可以练习床上坐起，5～7 天可以在家属陪同下，使用助行器进行站立训练和站立平衡训练。

④步行训练。患者可以使用拐杖进行步行训练，除了平地行走外还要训练上下台阶，转换方向及灵活性。可以在平行杠内对镜子站立，骨盆保持水平，由双手扶杠到单手扶杠再到双手离杠，延长单腿站立时间，最后练习单腿跳。

292. 截肢后佩戴义肢需要注意哪些事项？

截肢后佩戴义肢前需要加强营养支持，改善患者营养状况，多食用高蛋白、高热量、高维生素和铜、铁、锌等元素的食物，以促进截肢术后伤口愈合。术后抬高患肢远端，促进血液回流，消除肿胀。可使用弹性绷带包扎残肢，减轻肿胀，促进残端定型。保持皮肤清洁，不可涂润肤油，以免软化残肢皮肤，可适当给予拍打、叩击、挤压等感觉刺激，增加残肢皮肤耐受力和耐磨性，以适应义肢并保证其长时间使用。

佩戴义肢后需要观察残肢情况，当发现残肢皮肤发生湿疹、皮炎以及残端变色、水肿疼痛时，应及时治疗防止感染。在不佩戴义肢时，残肢都需要用弹性绷带包扎，保持良好体位和姿势，防止肢体变形、水肿和关节挛缩。

为保证义肢的正常功能和使用、延长使用寿命，应做好义肢的日常维护。保持接受腔内清洁，每天睡前将接受腔内面擦拭干净。接受腔内的衬套、衬垫等应经常擦洗、晾干。当接受腔松弛时，可采用增加残肢袜套的方法解决，必要时更换新的接受腔。经常检查膝、踝轴螺丝及皮带的固定螺丝、铆钉，及时紧固。金属轴不灵活或发生响声时，要及时加注润滑油。发现异常时，应及时进行相应维修处理，必要时到义肢厂修理。注意保护义肢外套及表面装饰，防止硬物碰撞，一旦出现小的破损及时加以粘补维修。同时还要坚持各关节全范围活动和增强肌力锻炼，既可预防废用性肌肉萎缩、关节畸形，又能为康复创造条件。

293. 骨肉瘤患者术后日常饮食需注意哪些问题？

由于肿瘤本身对机体营养的消耗加上化疗不良反应刺激及手术对营养物质的需求，营养物质的摄入显得尤为重要。化疗期间由于药物对消化道细胞的损伤，患者胃口较差，所以饮食宜清淡易消化，少食多餐，可适当多吃一些高蛋白、高纤维素、高热量、高钙的食物，比如牛肉、鸡肉、瘦肉、鱼肉、山药、银耳、黑豆、蛋奶类、真菌类等，可以提高人体的免疫力。同时应注意均衡饮食，多吃新鲜的水果蔬菜，其含有丰富的维生素和人体必需的营养元素，可以增强患者体质。每日饮水 2000 mL 以上，可降低血液黏稠度，促进血液循环，有利于伤口愈合和机体新陈代谢，减轻化疗反应。化疗期间注意保持口腔卫生，进食后使用盐水或漱口水漱口，饮食避免过热，日常需注意少吃辛辣、刺激性、过甜及易致敏性食物等。还需改变不良生活习惯，不吃或少吃腌制食物，如酸菜、咸鱼、泡菜、腊肉等，不吃或少吃油煎油炸食物。合理的饮食可以提高机体的免疫力，促进疾病康复。

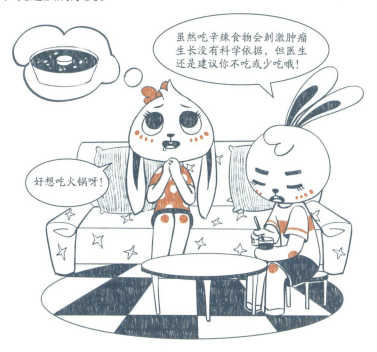

294. 骨肉瘤患者术后会复发吗？

骨肉瘤患者术后可能会出现复发和转移。复发一般是由术后存在微小的残存病灶或跳跃转移灶引起；术后转移则是由骨肉瘤患者血液中的肿瘤细胞转移到其他部位（如肺）定植后增生形成。因此骨肉瘤患者术后需行辅助化疗消灭早期的微小转移灶，减少复发和转移风险。术后的随访复查非常重要，以便及时发现早期的复发转移病灶，及时处理，避免造成灾难性后果。

295. 骨肉瘤患者碱性磷酸酶指标异常说明什么？

碱性磷酸酶主要由成骨细胞产生，在骨肉瘤中有新骨形成时，成骨细胞活跃，释放较多的碱性磷酸酶到血液中，导致骨肉瘤患者出现血液碱性磷酸酶增高的情况，在手术或化疗后明显下降，复发或转移时增高。但碱性磷酸酶指标缺乏特异性，对于生长发育时期的青少年或化疗后肝功能损害的患者来讲，也会出现轻度的碱性磷酸酶增高，这需要医生根据患者情况综合判定。

296. 骨肉瘤患者术后多长时间随访复查一次？

骨肉瘤患者术后需要规范化的辅助化疗，顺利完成化疗后，随访复查非常重要。一般来说，结束化疗后 1～2 年内每 3 个月随访复查一次；第 3 年，每 4 个月随访复查一次；第 4～5 年，每 6 个月随访复查一次；5 年后每年随访复查一次。

随访复查的内容包括肺部 CT、碱性磷酸酶、局部 X 线、局部彩超或 CT 及 MRI、骨扫描等，视情况也可选择 PET-CT。按时随访复查是治疗过程的延续，可以及时与治疗医生进行沟通，更好的掌握病情变化。